Kenneth Antoniadis

Holly Davis

La ilusión del antienvejecimiento

Por qué hemos entendido mal el envejecimiento

Kenneth Antoniadis
Holly Davis
La ilusión del antienvejecimiento
Por qué hemos entendido mal el envejecimiento

ISBN: 978-3-69173-013-5 (Rústica)

Número de pedido: 2049/25
También disponible como libro electrónico

Diseño de portada: Kerstin Laube
Producción: Michaela Witt

Bremen University Press, 2025.
Fahrenheitstr. 11
28359 Bremen
bup@bremenuniversitypress.com
www.bremenuniversitypress.com

El manuscrito no puede ser utilizado ni total ni parcialmente sin el consentimiento previo por escrito del editor.

Kenneth Antoniadis
Holly Davis
La ilusión del antienvejecimiento
Por qué hemos entendido mal el envejecimiento

Visión general

PRÓLOGO 11

1. INTRODUCCIÓN 15

2 LA CIENCIA DEL ENVEJECIMIENTO 22

3. AVANCES EN MEDICINA GERIÁTRICA 53

4. ENTRE MITO Y CIENCIA 88

5 EL FUTURO DE LA INVESTIGACIÓN SOBRE EL ENVEJECIMIENTO 110

6 CONCLUSIÓN - REPENSAR EL ENVEJECIMIENTO 131

7. OBSERVACIONES FINALES 147

GLOSARIO - TÉRMINOS CLAVE POR CAPÍTULO 151

BIBLIOGRAFÍA 156

RESUMEN TABULAR: PRODUCTOS ANTIEDAD MODERNOS DE RENOMBRE Y SUS PRINCIPIOS ACTIVOS 160

Índice

PRÓLOGO 11

1. INTRODUCCIÓN 15

1.1 El envejecimiento como proceso biológico: visión general 15
1.2 La obsesión cultural por la juventud 16
1.3 Entre la esperanza y la exageración: el mercado del antienvejecimiento 18
1.4 Por qué (hasta ahora) hemos entendido mal el envejecimiento 20

2 LA CIENCIA DEL ENVEJECIMIENTO 22

2.1 ¿Qué es realmente el envejecimiento? 22
    2.1.1 *Fundamentos celulares y moleculares* 22
    2.1.2 *El enfoque de las "señas de identidad del envejecimiento* 24
    2.1.3 *Diferencia entre duración de la vida y duración de la salud* 26
2.2 Epigenética y envejecimiento 27
    2.2.1 *¿Qué es la epigenética?* 27
    2.2.2 *Patrones de metilación y reloj biológico* 29
    2.2.3 *Reversibilidad del envejecimiento epigenético* 31
2.3 Daños en el ADN, telómeros y envejecimiento celular 33
    2.3.1 *Papel del acortamiento de los telómeros* 33
    2.3.2 *Inestabilidad genómica y errores de replicación* 35
    2.3.3 *Células senescentes: ¿Bendición o maldición?* 37
2.4 El sistema inmunitario en la vejez 39
    2.4.1 *Inmunosenescencia y envejecimiento inflamatorio* 39

	2.4.2	Conexión con enfermedades relacionadas con la edad 41
	2.4.3	Enfoques terapéuticos para el rejuvenecimiento inmunitario 43
2.5	Metabolismo y mitocondrias 46	
	2.5.1	El metabolismo energético del envejecimiento 46
	2.5.2	Mitofagia y degradación mitocondrial 48
	2.5.3	Influencia del ayuno, la restricción calórica y las sirtuinas 50

3. AVANCES EN MEDICINA GERIÁTRICA 53

3.1	Senolíticos: ¿la nueva esperanza? 53	
	3.1.1	¿Qué son las células senescentes? 53
	3.1.2	Mecanismos y principios activos 55
	3.1.3	Situación del estudio clínico y riesgos 57
3.2	Reprogramación biológica 59	
	3.2.1	Factores Yamanaka e identidad celular 59
	3.2.2	Reprogramación parcial: teoría y práctica 61
	3.2.3	Oportunidades y retos éticos 63
3.3	Terapias con células madre en el contexto del envejecimiento 65	
	3.3.1	Diferentes tipos de células madre 65
	3.3.2	Medicina regenerativa en la vejez 67
	3.3.3	Riesgos, límites y evolución actual 70
3.4	Edición del genoma y antienvejecimiento 73	
	3.4.1	CRISPR y otras herramientas 73
	3.4.2	Potencial para reparar mutaciones relacionadas con la edad 75
	3.4.3	Ejemplos de aplicación 77
3.5	Prevención, diagnóstico y biomarcadores 80	
	3.5.1	Detección precoz de los procesos de envejecimiento 80

3.5.3 Seguimiento del envejecimiento biológico
       en la práctica 85

4. ENTRE MITO Y CIENCIA 88

4.1   EL MARKETING DE LA ETERNA JUVENTUD 88
      4.1.1 El mercado trillonario de la longevidad 88
      4.1.2 Complementos alimenticios, biohacking 90
      4.1.3 Los peligros de prometer demasiado 92
4.2   PSEUDOCIENCIA ANTIEDAD 94
      4.2.1 Patrones típicos y conclusiones falsas 94
      4.2.2 Redes sociales, personas influyentes y
             divulgación científica 97
      4.2.3 Criterios científicos frente a ilusiones 99
4.3   LO QUE REALMENTE FUNCIONA Y LO QUE NO 101
      4.3.1 Resumen de las medidas basadas en
             pruebas 101
      4.3.2 Restricción calórica, ejercicio, sueño, psique... 105
      4.3.3 Por qué no existe la "píldora milagrosa 107

5 EL FUTURO DE LA INVESTIGACIÓN SOBRE EL ENVEJECIMIENTO 110

5.1   LA VISIÓN DE LA "MEDICINA DE LA LONGEVIDAD" 110
      5.1.1 De la geriatría a la medicina geriátrica
             proactiva 110
      5.1.2 Integración interdisciplinar 112
      5.1.3 Potencial y límites de las intervenciones
             personalizadas 113
5.2   INNOVACIONES TECNOLÓGICAS: DE LA INTELIGENCIA ARTIFICIAL A LAS
      FÁBRICAS CELULARES 115
      5.2.1 La inteligencia artificial en la investigación
             sobre el envejecimiento 115
      5.2.2 Organoides, bioingeniería y sistemas
             regenerativos 118
      5.2.3 El "gemelo digital" del envejecimiento 120

5.3 INICIATIVAS INTERNACIONALES DE INVESTIGACIÓN Y SUS OBJETIVOS 122
    5.3.1   EE.UU., Europa y Asia: panorama mundial de la investigación 122
    5.3.2   Objetivos, lógica de financiación, conflictos de intereses 126
    5.3.3   Cómo se prioriza la investigación y qué queda por resolver 129

6 CONCLUSIÓN - REPENSAR EL ENVEJECIMIENTO 131

6.1 ENTRE EL PROGRESO Y LA FICCIÓN 131
    6.1.1   El estado de la ciencia: una visión realista 131
    6.1.2   La narrativa de la "inmortalidad" y su abuso . 132
    6.1.3   Lo que sabemos y lo que no sabemos 134

6.2 CONSECUENCIAS ÉTICAS, SOCIALES Y DE POLÍTICA SANITARIA 136
    6.2.1   La cuestión de la justicia: ¿a quién beneficia una larga vida? 136
    6.2.2   Vivir más, ¿pero cómo? Sentido, participación, calidad de vida 138
    6.2.3   Regulación, educación y responsabilidad 140

6.3 UNA VISIÓN REALISTA: ENTENDER EL ENVEJECIMIENTO, NO NEGARLO ... 142
    6.3.1   La vuelta a la realidad biológica 142
    6.3.2   La responsabilidad de la medicina y de la sociedad 143
    6.3.3   El envejecimiento como proceso, no como enemigo 145

7. OBSERVACIONES FINALES 147

GLOSARIO - TÉRMINOS CLAVE POR CAPÍTULO 151

BIBLIOGRAFÍA 156

RESUMEN TABULAR: PRODUCTOS ANTIEDAD MODERNOS DE RENOMBRE Y SUS PRINCIPIOS ACTIVOS 160

9

Notas:

- Este libro tiene una estructura modular, de modo que cada capítulo puede leerse de forma independiente sin tener que remitirse necesariamente a otros.

- Estado de tramitación: mayo de 2025

El editor

Prólogo

El envejecimiento nos afecta a todos, inevitablemente, de forma gradual, pero en modo alguno uniforme. Ya en los inicios de mi carrera científica, cuando trabajaba en cuestiones de biología molecular en el contexto de las enfermedades crónicas, me di cuenta de que muchos procesos que calificamos de "patológicos" están estrechamente relacionados con el envejecimiento natural del organismo. La frontera entre el cambio patológico y el envejecimiento biológico es a menudo difusa. Esta constatación me ha acompañado desde entonces y se ha convertido en la fuerza motriz de mi intenso interés científico y personal por los mecanismos del envejecimiento.

No escribo este libro como alguien que quiere escapar al envejecimiento, sino como un investigador que quiere entender qué significa realmente envejecer. En un momento en que las promesas de eterna juventud e inmortalidad biológica están en auge en los medios de comunicación, las start-ups y los autoproclamados "expertos en longevidad", considero una tarea urgente distinguir entre la ciencia sólida y las ilusiones especulativas.

La ilusión del antienvejecimiento" no es una acusación polémica de los esfuerzos por ralentizar el envejecimiento, sino todo lo contrario. Este libro pretende mostrar dónde están los verdaderos avances, hasta dónde llega ahora nuestro conocimiento biológico... y dónde nos dejamos seducir por falsas esperanzas.

Este libro tiene dos objetivos principales: En primer lugar, pretende presentar el estado actual de la investigación sobre el envejecimiento biológico de forma comprensible y estructurada para un público interesado en el ámbito académico, desde los mecanismos epigenéticos y la senescencia celular hasta enfoques terapéuticos innovadores como los senolíticos, la reprogramación y la medicina de la longevidad. En segundo lugar, pretende revelar la frontera, a menudo invisible pero seria, entre la ciencia seria y la retórica comercial del "antienvejecimiento".

El debate público sobre el envejecimiento y su ralentización revela una tensión: por un lado, hay avances científicos honestos que tienen el potencial de ampliar significativamente la duración de la salud. Por otro, las ideas pseudocientíficas, los complementos alimenticios con promesas sin fundamento o las intervenciones invasivas sin pruebas suficientes se propagan con rapidez, alimentadas por intereses económicos y mecanismos de difusión algorítmica.

Este libro está dirigido a quienes deseen abordar cuestiones biológicas, médicas, éticas y sociales relacionadas con el envejecimiento, ya sea como científicos, médicos, especialistas en ética, periodistas o profanos informados. Pretende ofrecer tanto una visión de conjunto como de profundidad, así como orientación y reflexión crítica.

El contenido de este libro se basa en una revisión exhaustiva de la literatura científica actual, principalmente de revistas revisadas por pares en los campos de la biología, la medicina, la epigenética, la genética molecular y la biogerontología. Cuando procede, también se consultan metaanálisis, revisiones sistemáticas y revisiones actuales. Los estudios individuales con afirmaciones pioneras se clasifican críticamente en el contexto más amplio y no se presentan como verdades aisladas.

Además, la presentación sigue el principio de la ciencia basada en pruebas: las hipótesis se etiquetan como tales, se hace transparente el grado de certeza en la situación de los datos y se identifican los posibles conflictos de intereses, sobre todo en la investigación con fines comerciales.

Se presta especial atención a la comunicación de cuestiones complejas en un lenguaje que siga siendo preciso y técnicamente correcto, pero que evite la jerga innecesaria. Cuando es necesario, los términos clave se explican en el glosario, los procesos biológicos se ilustran con vívidas analogías y la presentación es deliberadamente interdisciplinar: después de todo, el envejecimiento no es sólo un fenómeno biológico, sino también social, psicológico y cultural.

Berlín, junio de 2025

Los autores

1. introducción

1.1 El envejecimiento como proceso biológico - una visión general

El envejecimiento es un fenómeno biológico universal pero muy complejo. Afecta a todos los organismos, desde las simples células de levadura hasta las plantas y los seres humanos. El envejecimiento no debe entenderse como una enfermedad aislada, sino como un cambio global y sistémico del organismo a lo largo del tiempo. Este proceso va acompañado de una pérdida progresiva de funciones a nivel celular, molecular y orgánico y aumenta la susceptibilidad a numerosas enfermedades como el cáncer, las enfermedades cardiovasculares, la diabetes y los trastornos neurodegenerativos.

Las bases biológicas del envejecimiento son objeto de intensas investigaciones, sobre todo en biología molecular, biología celular y genética. Desde que López-Otín et al. formularon en 2013 las denominadas "**señas de identidad del envejecimiento**", existe un marco estructurado para describir estos procesos. Estos rasgos distintivos incluyen el acortamiento de los telómeros, los cambios epigenéticos, la pérdida de proteostasis, la disfunción mitocondrial , la senescencia celular, el agotamiento de las células madre y la alteración de la comunicación intercelular.

Resulta especialmente llamativo que muchos de estos procesos puedan, en principio, modularse. Los modelos animales han demostrado que la intervención en determinados mecanismos de envejecimiento -como la manipulación genética, la restricción calórica o la intervención farmacológica- puede prolongar considerablemente la vida y la duración de la salud. Esto alimenta la esperanza de que el envejecimiento sea, al menos parcialmente, controlable.

Pero el envejecimiento no es sólo un proceso biológico, sino también una categoría profundamente inscrita en nuestra cultura, como se verá en el siguiente apartado.

1.2 La obsesión cultural por la juventud

En casi todas las sociedades modernas, la juventud se asocia a vitalidad, atractivo, fuerza innovadora y rendimiento. En cambio, el envejecimiento se considera un proceso de pérdida física, cognitiva y social. Esta idea no es en absoluto universal, sino que se construye culturalmente. En ciertas sociedades tradicionales, la vejez se asocia a la sabiduría, la experiencia y la dignidad. En cambio, en las culturas occidentales predomina una estética de la juventud y una concepción médica que patologiza cada vez más el envejecimiento.

Esta fijación cultural por la juventud tiene consecuencias de largo alcance. Influye en la percepción que las personas tienen de sí mismas, en la forma de comercializar los productos, en las medidas médicas que se desean o se evitan, y configura el panorama de la investigación. El deseo no sólo de comprender el envejecimiento, sino de "combatirlo" activamente, no tiene en muchos casos una motivación puramente científica, sino que está influido por valores sociales y económicos.

La publicidad, las revistas de estilo de vida y las redes sociales propagan la imagen de un cuerpo casi sin edad. Los cosméticos antienvejecimiento, los suplementos dietéticos "rejuvenecedores" y los procedimientos médicos invasivos, como las inyecciones de Botox o las terapias hormonales sustitutivas, sugieren que la edad es algo que se puede controlar, si uno se lo puede permitir. La presión social en favor de la eterna juventud es instrumentalizada cada vez más por intereses económicos.

Esta dinámica crea una tensión entre la realidad científica y la ilusión cultural, una tensión que también impulsa el éxito comercial del mercado antienvejecimiento.

1.3 Entre la esperanza y la exageración: el mercado del antienvejecimiento

El mercado de productos y servicios antienvejecimiento ha crecido exponencialmente en las dos últimas décadas. Se calcula que el mercado mundial de la longevidad alcanzará un volumen de varios billones de dólares en 2030. Incluye no sólo cosméticos y complementos alimenticios, sino también, cada vez más, nuevas empresas de biotecnología, medicina personalizada, diagnóstico genómico y terapias celulares experimentales.

La proximidad de muchos proveedores al ámbito del "biohacking" -un movimiento que promete la autooptimización a través de la tecnología y la biología- es especialmente llamativa. En esta escena, el envejecimiento se presenta a menudo como un "fallo del sistema", un error de software en el código de la vida que hay que reparar. La visión: una persona que potencialmente puede vivir indefinidamente, sana, activa y cognitivamente eficiente.

Sin embargo, aunque estas narrativas resultan atractivas para los medios de comunicación y desde el punto de vista comercial, muchas de sus promesas siguen siendo científicamente cuestionables o no se han demostrado. A menudo se carece de datos clínicos sólidos que vayan más allá de los modelos animales o los cultivos celulares. Sustancias como los precursores del NAD+, la espermidina o la rapamicina son aclamadas como curas milagrosas, aunque sus efectos a largo plazo en humanos aún no han sido suficientemente investigados.

El problema no es que se lleven a cabo investigaciones o experimentos: esto es esencial para el progreso. Lo que resulta problemático, sin embargo, es la creciente difuminación de los límites entre la exploración científica, la comercialización prematura y la venta de promesas de salvación científicamente infundadas. Aquí es precisamente donde entra en juego este libro: Su objetivo es diferenciar, iluminar y priorizar.

1.4 Por qué (hasta ahora) hemos entendido mal el envejecimiento

La idea central de este libro es que **durante demasiado tiempo hemos considerado el envejecimiento como algo inevitable, uniforme e ininfluenciable, o como un problema técnico que simplemente puede "resolverse" con las herramientas adecuadas. Ambas cosas se quedan cortas.**

El envejecimiento no es una secuencia lineal ni un destino uniforme. Se trata más bien de una compleja interacción de factores genéticos, epigenéticos, metabólicos y ambientales que se manifiestan de forma diferente en cada persona. La constatación de que el envejecimiento es plástico, es decir, modificable, abre nuevos horizontes terapéuticos. Sin embargo, esta plasticidad no es un billete gratuito para un rejuvenecimiento ilimitado. Es un campo de investigación lleno de posibilidades, pero también de riesgos y cuestiones éticas.

Así pues, este libro pretende ser una **invitación a una mirada diferenciada sobre el envejecimiento**: pretende hacer comprensibles los avances biomédicos, nombrar las controversias científicas, mostrar los límites de lo factible - y sobre todo: pretende desenmascarar las ilusiones que tan a menudo ensombrecen la reflexión sobre nuestro envejecimiento.

2 La ciencia del envejecimiento

2.1 Qué es realmente el envejecimiento?

2.1.1 Fundamentos celulares y moleculares

El envejecimiento no es un acontecimiento singular, sino un proceso complejo y dinámico que tiene lugar simultáneamente en muchos niveles: desde la estructura molecular del ADN hasta la membrana celular y la función de órganos enteros. Las investigaciones de las últimas décadas han demostrado que el envejecimiento es mucho más que una mera acumulación de daños aleatorios. Se trata más bien de un estado biológico regulado y codeterminado por programas genéticos, interruptores epigenéticos y procesos de comunicación intercelular.

A nivel celular, el envejecimiento se manifiesta en una menor capacidad de división, cambios en la estructura celular, deterioro de la señalización y pérdida de la capacidad de reparación. La acumulación de daños en el ADN, el estrés oxidativo, el mal plegamiento de las proteínas y la disfunción mitocondrial desempeñan aquí un papel fundamental. El creciente número de

células senescentes, es decir, células que ya no pueden dividirse pero que siguen siendo metabólicamente activas y liberan sustancias mensajeras proinflamatorias, es especialmente notable. Estas células contribuyen a la denominada "inflamación de bajo grado", asociada a numerosas enfermedades relacionadas con la edad.

Se pueden identificar al menos tres grandes niveles moleculares de regulación del envejecimiento:

1. **Factores genéticos** que determinan la rapidez de los procesos biológicos de envejecimiento.

2. **Modificaciones epigenéticas** que influyen en la actividad de los genes sin cambiar la secuencia del ADN.

3. **Factores ambientales y de estilo de vida**, como la dieta, el ejercicio, el estrés y las toxinas ambientales, que repercuten en ambos niveles.

La interacción de estos factores crea una red de múltiples capas que es mucho más que un mero desgaste. Se trata de un programa biológico activo que en parte se conserva evolutivamente y en parte es estocástico - una diferencia que es fundamental para la posibilidad de intervenciones terapéuticas.

2.1.2 El enfoque de las "señas de identidad del envejecimiento"

La publicación del artículo *The Hallmarks of Aging* de Carlos López-Otín y sus colegas en 2013 supuso una contribución decisiva a la sistematización del envejecimiento. En él, el equipo definió nueve características centrales que pueden observarse en todos los organismos durante el envejecimiento. Desde entonces, se consideran el **marco teórico** de la investigación moderna sobre el envejecimiento:

1. **Inestabilidad genómica**
2. **Acortamiento de los telómeros**
3. **Cambios epigenéticos**
4. **Pérdida de proteostasis**
5. **Percepción desregulada de nutrientes**
6. **Disfunción mitocondrial**
7. **Senescencia celular**
8. **Agotamiento de células madre**
9. **Alteración de la comunicación intercelular**

Estos "rasgos distintivos del envejecimiento" no se producen de forma aislada, sino que están interconectados sistémicamente. Por ejemplo, la inestabilidad genómica aumenta la probabilidad de mutaciones, lo que a su vez puede afectar a la proteostasis (equilibrio entre producción y degradación de proteínas). El estrés mitocondrial también puede influir en la regulación epigenética, un ejemplo de la complejidad del envejecimiento biológico.

La fuerza del modelo Hallmarks reside en su **integrabilidad**: permite una perspectiva tanto mecanicista como intervencionista. Esto se debe a que, en principio, cada una de estas características puede **modularse** mediante intervenciones genéticas, farmacológicas o relacionadas con el estilo de vida. Es precisamente esta modulabilidad el punto de partida para el desarrollo de terapias antienvejecimiento modernas que vayan mucho más allá de los enfoques cosméticos.

En 2023, este modelo se amplió para incluir aspectos adicionales, como los **procesos inflamatorios crónicos**, la **pérdida de homeostasis de los tejidos** y la **desregulación del microbioma**. Estas ampliaciones ponen de relieve la necesidad de entender el envejecimiento no solo como un fenómeno celular, sino también **sistémico**.

2.1.3 Diferencia entre duración de la vida y duración de la salud

Un malentendido habitual en el debate público sobre la longevidad se refiere a la ecuación entre **esperanza de vida** y **duración de la salud**. Mientras que la esperanza de vida describe la **duración absoluta de la vida** -es decir, el tiempo que transcurre desde el momento del nacimiento hasta la muerte biológica-, la duración de la salud se refiere al **periodo de tiempo en el que un individuo vive libre de enfermedades crónicas, limitaciones funcionales y necesidad de cuidados.**

En los últimos cien años, la esperanza media de vida en los países industrializados ha aumentado considerablemente, sobre todo gracias a la mejora de la higiene, la atención médica, los programas de vacunación y la nutrición. Sin embargo, la duración de la salud **no ha aumentado en la misma medida**. Aunque muchas personas viven hoy más tiempo, también pasan una proporción cada vez mayor de sus vidas con enfermedades relacionadas con la edad - una situación que los gerontólogos denominan la "paradoja de la expansión de la morbilidad".

Por tanto, el reto de la investigación moderna sobre el envejecimiento no es sólo prolongar la vida, sino sobre todo **maximizar los años sanos y funcionales**. El objetivo es "comprimir la morbilidad", es decir, aplazar los años de enfermedad hasta el final de la vida y, al mismo tiempo, prolongar la fase sana de la vida.

Por tanto, las intervenciones que se comercializan como "antienvejecimiento" no deben medirse por su capacidad para prolongar la vida en años naturales, sino por su potencial para mantener o mejorar **la calidad de vida en la vejez**. Es precisamente este aspecto el que a menudo se pasa por alto -o se descuida deliberadamente- en las representaciones mediáticas y comerciales.

2.2   Epigenética y envejecimiento

2.2.1 ¿Qué es la epigenética?

El término **epigenética** se refiere a los mecanismos biológicos que controlan **cómo y cuándo se activan o desactivan los genes** sin cambiar la secuencia de ADN en la que se basa . El código genético -el llamado genoma- sigue siendo el mismo, pero su **lectura**, es decir, qué genes se activan cuándo, dónde y en qué medida, está regulada por procesos epigenéticos. Esto puede imaginarse como la interacción entre una partitura (ADN) y el director de orquesta (mecanismos epigenéticos), que determina qué pasajes se tocan fuerte o suave y cómo.

Las modificaciones epigenéticas más importantes son

- **Metilación del ADN**: adición de grupos metilo a las bases del ADN, especialmente a los residuos de citosina, que a menudo provoca el silenciamiento de genes.

- **Modificaciones de las histonas**: Cambios químicos en las proteínas (histonas) que envuelven el ADN. Estas modificaciones influyen en el empaquetamiento de un segmento genético y, por tanto, en su accesibilidad para la transcripción.

- **ARN no codificante**: pequeñas moléculas de ARN que pueden regular la expresión génica a nivel postranscripcional.

Los procesos epigenéticos son **esenciales para la diferenciación celular**, es decir, para que a partir de una misma información genética puedan desarrollarse tipos celulares completamente distintos, como células nerviosas, musculares o inmunitarias. Al mismo tiempo, estos procesos reaccionan **con sensibilidad a influencias** ambientales como la nutrición, el estrés, el sueño, la actividad física o las toxinas ambientales.

Estos patrones epigenéticos cambian a lo largo de la vida, y éste es precisamente uno de los mecanismos centrales del envejecimiento. Las células que envejecen presentan cada vez más **desregulaciones epigenéticas**, que pueden dar lugar a una expresión génica defectuosa, pérdida de identidad celular y mayor susceptibilidad a las enfermedades.

2.2.2 Patrones de metilación y reloj biológico

La metilación del ADN es un ejemplo especialmente impresionante de la importancia de los cambios epigenéticos en el proceso de envejecimiento. Esta marca epigenética cambia sistemáticamente a lo largo de la vida de una persona. Ciertas regiones del ADN muestran una pérdida o ganancia predecible de grupos metilo. Estos patrones son tan consistentes que han dado lugar al desarrollo de los llamados **relojes epigenéticos**.

El más conocido de estos relojes es **el reloj de Horvath**, llamado así por el bioestadístico Steve Horvath, que en 2013 desarrolló un método que puede utilizarse para predecir con precisión la edad biológica de una célula u organismo basándose en patrones específicos de metilación. La discrepancia entre la edad cronológica y la epigenética -también conocida como "aceleración de la edad"- se considera ahora un **predictor** fiable de la morbilidad, la mortalidad y el riesgo de enfermedades relacionadas con la edad.

Los relojes epigenéticos han revolucionado la investigación sobre el envejecimiento al proporcionar una **medida objetiva y cuantificable** del envejecimiento biológico, algo de lo que se ha carecido durante mucho tiempo. Numerosos estudios han demostrado que el envejecimiento epigenético acelerado se correlaciona con un mayor riesgo de enfermedades cardiovasculares, Alzheimer, diabetes de tipo 2 y cáncer. Los datos también muestran que determinadas intervenciones sobre el estilo de vida -como el ejercicio, una dieta equilibrada o la gestión del estrés- pueden ralentizar el envejecimiento epigenético.

Los modelos más recientes, como el **reloj GrimAge** o **PhenoAge**, incorporan también marcadores clínicos y factores de riesgo, por lo que permiten hacer predicciones aún más precisas sobre la evolución de la salud y la esperanza de vida. Esto crea un punto de partida completamente nuevo para la medicina preventiva y las estrategias de salud personalizadas.

Sin embargo, también se impone la cautela: Los relojes epigenéticos son **correlativos**, no causales. Demuestran que la edad se manifiesta a nivel molecular, pero no explican necesariamente los mecanismos que hay detrás. Por tanto, la interpretación de estos valores medidos requiere mucho cuidado.

2.2.3 Reversibilidad del envejecimiento epigenético

Un aspecto fascinante y potencialmente revolucionario de la epigenética es su **reversibilidad**. A diferencia de las mutaciones genéticas, que son permanentes, las modificaciones epigenéticas pueden **revertirse o reprogramarse activamente** . Esto abre la posibilidad teórica de poder **rejuvenecer** células -y quizá organismos enteros- devolviendo sus estados epigenéticos a una fase anterior.

Un ejemplo clave es la **célula madre pluripotente inducida (iPSC)**, descrita por Shinya Yamanaka en 2006.

Mediante la introducción de cuatro factores de transcripción (Oct4, Sox2, Klf4, c-Myc - también conocidos como factores Yamanaka), las células somáticas maduras pueden ser restauradas a un estado juvenil y pluripotente, tanto epigenética como funcionalmente. Esta reprogramación va acompañada de un **rejuvenecimiento epigenético** completo.

Sin embargo, la reprogramación completa es inadecuada para fines terapéuticos, ya que puede conducir al desarrollo de células tumorales. Por este motivo, actualmente se está investigando intensamente la **reprogramación parcial**, en la que se retrasa el reloj epigenético sin anular la identidad celular. En modelos de ratón ya se ha logrado rejuvenecer funcionalmente tejidos de esta forma - por ejemplo en el nervio óptico, los músculos o el hígado.

Los enfoques farmacológicos, por ejemplo con sustancias como **la espermidina**, el **butirato**, el **resveratrol** o **los inhibidores de la DNMT**, también intentan intervenir específicamente en los procesos epigenéticos. Sin embargo, la aplicación clínica de estos métodos aún está en pañales. Es preciso analizar en detalle no sólo la eficacia, sino también **las consecuencias a largo plazo y la seguridad de** tales intervenciones.

Por último, la posibilidad del rejuvenecimiento epigenético también plantea cuestiones éticas: ¿Quién tiene acceso a estas tecnologías? ¿En qué momento el deseo de "rejuvenecimiento" se convierte en norma social? ¿Y cómo afrontar la incertidumbre de si el perfil epigenéticamente "joven" conduce realmente a una mayor calidad de vida?

2.3 Daños en el ADN, telómeros y envejecimiento celular

2.3.1 Papel del acortamiento de los telómeros

Los telómeros son secuencias repetitivas de ADN que se encuentran al final de nuestros cromosomas - comparables a las tapas de plástico de los cordones de los zapatos que impiden que se deshilachen. En los humanos, consisten en la repetición de la secuencia de nucleótidos TTAGGG y son esenciales para la estabilidad estructural del genoma. Cada vez que una célula se divide, estos telómeros se acortan ligeramente, un efecto que se debe al llamado **problema de replicación de los extremos**: las ADN polimerasas no pueden replicar completamente los extremos de los cromosomas durante la copia.

A lo largo de la vida, la constante división celular provoca un **acortamiento progre**sivo **de los telómeros**. Cuando los telómeros alcanzan una longitud crítica, la célula interpreta esta condición como un daño en el ADN e inicia un programa de parada celular. La célula entra en una fase de reposo permanente (senescencia), se programa para la muerte celular (apoptosis) o pierde la capacidad de replicarse (agotamiento replicativo). Los tres estados son funcionalmente útiles para prevenir el desarrollo de tumores, pero también conducen a una reducción gradual de la capacidad de regeneración de un tejido.

Una enzima llamada **telomerasa** puede volver a alargar los telómeros. Es especialmente activa en las células madre, las células de la línea germinal y las células cancerosas, pero no en la mayoría de las células somáticas de los adultos. La actividad telomerasa es, por tanto, una posible diana terapéutica en la investigación antienvejecimiento. Sin embargo, su activación artificial conlleva riesgos considerables, ya que también permite **una división celular ilimitada en los tumores**.

El acortamiento de los telómeros se considera actualmente un **correlato biomolecular del envejecimiento**, no como única causa, sino como un marcador clave del agotamiento celular. Clínicamente, se asocia a diversas enfermedades relacionadas con la edad, como las cardiovasculares, las neurodegenerativas y los procesos inflamatorios crónicos. Las tensiones psicosociales, como el estrés crónico, la depresión o los traumas infantiles, también se han asociado a un acortamiento acelerado de los telómeros, un indicio de los estrechos vínculos existentes entre la psique, el entorno y la biología celular.

2.3.2 Inestabilidad genómica y errores de replicación

A lo largo de la vida, las células acumulan diversos **daños en el ADN** causados por influencias externas (radiación UV, radiación ionizante, toxinas ambientales), así como por procesos internos (especies reactivas del oxígeno, hidrólisis espontánea, errores de replicación). Aunque el cuerpo humano dispone de complejos **mecanismos de reparación**, como la reparación por escisión de bases, la recombinación homóloga o la unión de extremos no homólogos, éstos no están exentos de errores ni son infinitamente eficaces.

Con la edad, la **eficacia de estos sistemas de reparación disminuye**, al tiempo que aumenta el número de daños que se producen al día. Las roturas de la doble cadena del ADN, la mitosis defectuosa o la inestabilidad cromosómica son especialmente problemáticas, ya que pueden conducir a la apoptosis o a transformaciones oncogénicas. La inestabilidad genómica es, por tanto, un factor de riesgo clave para el cáncer, pero también para un gran número de enfermedades degenerativas.

Un ejemplo clásico de las consecuencias de la reparación defectuosa del ADN es el llamado **síndrome progeroide**, como el xeroderma pigmentoso o la progeria de Hutchinson-Gilford. En estas raras enfermedades genéticas, la capacidad de reparar el ADN está gravemente limitada, lo que provoca un envejecimiento muy acelerado. Estos casos especiales patológicos permiten comprender el papel de la integridad genómica en el envejecimiento normal.

Estudios recientes demuestran también que el envejecimiento conduce a la **formación de un mosaico** en el genoma: las distintas células de un organismo presentan cada vez más cambios genéticos diferentes, lo que puede conducir a una desincronización funcional de los tejidos. **Las mutaciones somáticas**, es decir, los cambios no hereditarios en células corporales individuales, también parecen correlacionarse con los procesos de envejecimiento.

Todos estos fenómenos ponen de manifiesto que el envejecimiento no es sólo el resultado de un desgaste pasivo, sino un **conflicto activo entre la acumulación de daños y la capacidad de reparación**, un acto de equilibrio biológico que con el tiempo perjudica cada vez más a la función celular.

2.3.3 Células senescentes: ¿Una bendición o una maldición?

La senescencia celular es un estado en el que las células se retiran permanentemente del ciclo celular sin morir. Dejan de dividirse pero siguen siendo metabólicamente activas y desarrollan un **fenotipo secretor** específico conocido como SASP (Senescence-Associated Secretory Phenotype). Esto incluye citoquinas proinflamatorias, factores de crecimiento, proteasas y otras moléculas que tienen profundos efectos en el tejido circundante.

En principio, la senescencia es un **mecanismo de protección**: impide que las células dañadas o peligrosamente alteradas sigan multiplicándose, lo que supone una contribución clave a la prevención de tumores. También desempeña un papel fisiológico en el desarrollo embrionario y la cicatrización de heridas. Sin embargo, la senescencia se vuelve problemática cuando las células senescentes dejan de ser eliminadas eficazmente del tejido -por ejemplo, por un sistema inmunitario envejecido- y se acumulan de forma crónica.

Estas células senescentes persistentes están reconocidas actualmente como **uno de los principales motores de los procesos inflamatorios y degenerativos del envejecimiento**. Favorecen la inflamación crónica, impiden la regeneración de los tejidos y aumentan el riesgo de cáncer, diabetes, arteriosclerosis y enfermedades neurodegenerativas.

Es alentador que la eliminación selectiva de las células senescentes en modelos animales -por ejemplo, mediante **senolíticos**, es decir, fármacos que eliminan específicamente las células senescentes- haya dado lugar a una mejora de la función de los órganos, la regeneración de los tejidos y la esperanza de vida. Actualmente se están llevando a cabo ensayos clínicos iniciales en humanos (por ejemplo, con dasatinib + quercetina), pero aún se encuentran en las primeras fases.

La investigación sobre la senescencia celular es, por tanto, un ejemplo paradigmático del cambio de paradigma en la investigación sobre el envejecimiento: el envejecimiento ya no se entiende como un proceso pasivo, sino como un **estado activo y modulable** en el que parecen posibles -al menos en teoría- intervenciones específicas en procesos definidos.

2.4 El sistema inmunitario en la vejez

2.4.1 Inmunosenescencia y envejecimiento inflamatorio

Como casi todos los sistemas biológicos, el sistema inmunitario humano experimenta un cambio funcional relacionado con la edad. Este proceso se conoce como **inmunosenescencia** y describe la disminución cualitativa y cuantitativa del rendimiento inmunológico con el aumento de la edad. Al mismo tiempo, se produce un aumento crónico de la actividad básica del sistema inmunitario, que se manifiesta en una mayor liberación de sustancias mensajeras proinflamatorias, una condición que se ha dado en llamar **inflamaging**.

La inmunosenescencia afecta tanto al sistema inmunitario **innato** como al **adaptativo**. En la parte innata, se produce una pérdida de función en macrófagos, granulocitos neutrófilos y células asesinas naturales, por ejemplo. Su capacidad para reconocer patógenos, fagocitar y desencadenar señales se reduce. Al mismo tiempo, el sistema inmunitario innato que envejece produce más citocinas proinflamatorias como la IL-6, el TNF-α o la PCR, lo que conduce a un estado inflamatorio latente, aunque no haya infección aguda.

En el sistema inmunitario adaptativo, la función de **los linfocitos T** en particular se ve afectada. El número de linfocitos T ingenuos disminuye como consecuencia del encogimiento del timo (involución tímica), mientras que se acumulan células de memoria contra antígenos anteriores. De este modo, el repertorio de respuestas inmunitarias se restringe a . Lo mismo ocurre con las células B: La producción de anticuerpos se vuelve menos fiable, la afinidad disminuye y las respuestas de vacunación son más débiles.

Estos cambios explican por qué las personas mayores son más susceptibles a enfermedades infecciosas como la gripe, la COVID-19 o la neumonía bacteriana. La eficacia de las vacunas también disminuye con la edad. Además, la inflamación sistémica crónica contribuye a diversas enfermedades asociadas a la edad, como **la aterosclerosis, la enfermedad de Alzheimer, la osteoporosis, la diabetes de tipo 2 y el cáncer.**

La inflamación es un concepto central de la gerontología moderna porque ya no describe el envejecimiento como un proceso puramente celular o genético, sino como una **desregulación sistémica** del equilibrio inmunitario. Los mecanismos subyacentes son complejos e incluyen no sólo la disfunción de las células inmunitarias, sino también el efecto de las células senescentes, la alteración de las funciones de barrera intestinal, los cambios microbiomáticos y la desregulación metabólica.

2.4.2 Conexión con enfermedades relacionadas con la edad

El envejecimiento del sistema inmunitario está estrechamente relacionado con el desarrollo de numerosas enfermedades crónicas que suelen aparecer en la vejez. Estas enfermedades no son meras acompañantes casuales del envejecimiento, sino en muchos casos **manifestaciones consistentes de una desregulación inmunológica.**

Un ejemplo clave es **la aterosclerosis**, en la que los procesos inflamatorios crónicos en la pared vascular conducen a la formación de placas inestables. Células inmunitarias como los monocitos, los macrófagos y las células T desempeñan un papel activo en este proceso. La disposición inflamatoria crónica de las personas mayores acelera este proceso. Lo mismo puede decirse de **enfermedades neurodegenerativas** como el Alzheimer, en las que la microglía -las células inmunitarias del sistema nervioso central- envía más señales proinflamatorias en la vejez y, por tanto, puede contribuir a dañar las redes neuronales.

El cáncer también está estrechamente relacionado con la inmunosenescencia. Por un lado, la capacidad del sistema inmunitario para reconocer y eliminar las células malignas disminuye con la edad (inmunovigilancia); por otro, el entorno inflamatorio puede favorecer el desarrollo de microambientes tumorales. Mecanismos similares se observan en **la diabetes de tipo 2**, la **sarcopenia** y la **osteoporosis**, enfermedades cuya patogénesis también se considera hoy inmunomediada.

Además, los estudios epidemiológicos muestran que los niveles elevados de determinados marcadores inflamatorios (por ejemplo, IL-6, CRP, TNF-α) **se correlacionan con la mortalidad y la multimorbilidad**, incluso independientemente de factores de riesgo clásicos como el tabaquismo o la hipertensión arterial. El sistema inmunitario se convierte así en un **punto central de integración de la biología del envejecimiento**, donde convergen procesos moleculares, celulares y sistémicos.

2.4.3 Enfoques terapéuticos para el rejuvenecimiento inmunitario

Dado el papel fundamental del sistema inmunitario en el proceso de envejecimiento, la idea del **rejuvenecimiento inmunitario** selectivo se está convirtiendo cada vez más en el centro de la investigación biomédica. El objetivo es restaurar las funciones inmunitarias, reducir la hiperactividad inflamatoria y, al mismo tiempo, mejorar la respuesta inmunitaria frente a amenazas como agentes patógenos o células tumorales.

En la actualidad se están desarrollando o ensayando clínicamente varios enfoques potenciales:

- **Restricción calórica (RC)**: Numerosos estudios demuestran que la evitación moderada de alimentos reduce los marcadores de inflamación, refuerza la respuesta inmunitaria y prolonga la vida en los animales. La RC también parece tener un efecto favorable sobre determinados parámetros inmunitarios en los seres humanos, sobre todo en las personas con sobrepeso.

- **Terapias senolíticas**: La eliminación selectiva de las células inmunitarias senescentes puede mejorar el entorno proinflamatorio. Los primeros estudios en animales han demostrado que esto puede conducir a un rejuvenecimiento funcional de la respuesta inmunitaria.

- **Inmunomoduladores**: sustancias como **la rapamicina** o sus derivados (por ejemplo, el everolimus) interfieren en las vías de señalización mTOR, asociadas al crecimiento celular, la autofagia y la regulación inmunitaria. En estudios con voluntarios de edad avanzada, la rapamicina mostró una mejora de la respuesta a la vacunación, lo que indica una reactivación de la función inmunitaria.

- **Regeneración del timo:** dado que el timo se contrae con la edad y, por tanto, limita la producción de células T, se están investigando estrategias para reactivar la función tímica, por ejemplo, mediante factores de crecimiento, terapia hormonal o trasplantes celulares.

- **Terapia del microbioma:** El microbioma intestinal desempeña un papel fundamental en la maduración y regulación del sistema inmunitario. A medida que envejecemos, la composición de la flora intestinal cambia drásticamente. Se están probando probióticos, prebióticos y trasplantes fecales como posibles formas de modular el sistema inmunitario.

- **Desarrollo de vacunas:** las vacunas especiales, conocidas como **adyuvantes de la inmunosenescencia**, pretenden ayudar a estimular el sistema inmunitario envejecido de forma selectiva y aumentar así la eficacia de las vacunaciones.

En general, el rejuvenecimiento inmunológico se encuentra aún en sus inicios. Sin embargo, el creciente número de enfoques de investigación interdisciplinarios y la estrecha relación entre los procesos de envejecimiento inmunológico y casi todas las enfermedades crónicas hacen de este campo uno de los **ámbitos de actuación más prometedores de la medicina geriátrica moderna.**

2.5 Metabolismo y mitocondrias

2.5.1 El metabolismo energético del envejecimiento

La producción de energía es un requisito previo fundamental para la función celular, el mantenimiento de los tejidos y la homeostasis sistémica. El metabolismo humano está orientado a la obtención de energía química a partir de nutrientes en forma de trifosfato de adenosina (ATP), principalmente a través **del metabolismo energético aeróbico en las mitocondrias**. A medida que aumenta la edad, se producen cambios característicos en este sistema finamente equilibrado, que se denominan "envejecimiento metabólico".

Una característica central es la **disminución de la eficiencia de la producción mitocondrial de ATP**. Entre otras cosas, esto está relacionado con una menor actividad de la cadena respiratoria, cambios estructurales en la membrana mitocondrial y daños oxidativos en el

ADN mitocondrial. El resultado es un mayor gasto energético para los procesos celulares basales con una disminución simultánea del rendimiento.

Al mismo tiempo, **la utilización de sustratos** también cambia: mientras que los organismos jóvenes pueden alternar con flexibilidad entre la utilización de grasas y glucosa (flexibilidad metabólica), el metabolismo del envejecimiento tiende a fijarse cada vez más en la glucosa. Este cambio no sólo conduce a una menor quema de grasas, sino también a la **resistencia a la insulina**, la hiperinsulinemia y la inflamación crónica progresiva, todos ellos factores de riesgo de enfermedades relacionadas con la edad, como la diabetes de tipo 2, las alteraciones vasculares arterioscleróticas y determinados tipos de cáncer.

El **sensor** celular **de nutrientes** mTOR (mammalian target of rapamycin) también muestra una mayor actividad basal en la vejez. mTOR regula el crecimiento y la división celular, pero también participa en la inhibición de la autofagia, el proceso por el que las células descomponen y reciclan los componentes dañados. Por tanto, la sobreactivación de mTOR favorece por un lado los procesos anabólicos, pero al mismo tiempo impide la limpieza y renovación de la célula.

Esta desregulación es un objetivo clave de las modernas estrategias antienvejecimiento.

Por tanto, las vías metabólicas del envejecimiento no sólo generan menos energía, sino también más "**residuos**" **celulares**, que se acumulan en forma de gotas de lípidos, agregados de proteínas u orgánulos defectuosos. La consecuencia a largo plazo es un estado de **sobrecarga metabólica** que inhibe los procesos de reparación, aumenta el estrés oxidativo y compromete la función celular, un patrón que puede observarse en todos los tejidos.

2.5.2 Mitofagia y descomposición mitocondrial

Las mitocondrias no sólo son "centrales energéticas de la célula", sino también orgánulos dinámicos que se reorganizan mediante **fusión y división (fisión)** en función de las necesidades energéticas. También están sometidas a un constante **proceso de control de calidad**: las mitocondrias dañadas o disfuncionales son reconocidas, marcadas y específicamente degradadas mediante el mecanismo de **la mitofagia**.

En la vejez, estos procesos se alteran a varios niveles. El equilibrio entre la formación de nuevas mitocondrias (biogénesis) y su degradación se desequilibra; las mitocondrias dañadas se acumulan, producen cantidades excesivas de especies reactivas de oxígeno (ROS) y conducen a un estado de estrés oxidativo crónico. Estas ROS no sólo dañan las proteínas y los lípidos, sino también el ADN mitocondrial y nuclear, lo que da lugar a un círculo vicioso de pérdida de función y estrés celular.

Otro problema es la **acumulación de ADN mitocondrial mutado (ADNmt)**. Como las mitocondrias tienen su propio ADN y se replican independientemente del núcleo celular, son especialmente susceptibles a las mutaciones, sobre todo porque carecen de mecanismos de protección como las histonas y sus mecanismos de reparación son limitados. Con la edad, el número de estas mutaciones aumenta, dando lugar a mitocondrias funcionalmente deficientes.

La disfunción de la mitofagia es especialmente grave en los tejidos con grandes necesidades energéticas, como las células del músculo cardiaco, los músculos esqueléticos, el hígado y el tejido nervioso. En estos tejidos, el deterioro mitocondrial se manifiesta clínicamente como debilidad muscular, deterioro cognitivo, disfunción hepática o insuficiencia cardiaca, dolencias clásicas relacionadas con la edad cuya raíz celular se encuentra en las mitocondrias.

Desde el punto de vista terapéutico, se está trabajando intensamente en estrategias para **reactivar la mitofagia**, utilizando principios activos como la urolitina A, activadores de la AMPK o cuerpos cetónicos. El ejercicio y el ayuno son también fuertes estímulos endógenos para la mitofagia, lo que subraya su importancia en las estrategias preventivas contra el envejecimiento.

2.5.3 La influencia del ayuno, la restricción calórica y las sirtuinas

La mejor intervención científicamente probada para prolongar la vida y la duración de la salud en numerosos organismos modelo es **la restricción calórica (RC)**, definida como la reducción de la ingesta energética en aproximadamente un 20-40% sin desnutrición. La RC reduce el estrés metabólico, mejora la sensibilidad a la insulina, disminuye los marcadores inflamatorios y promueve la autofagia. En experimentos con animales, la RC prolongó significativamente la vida de gusanos, ratones y monos, aunque sus efectos en humanos aún no se han aclarado de forma concluyente.

Un principio relacionado es el **ayuno intermitente (AI)**, en el que se restringe la ventana temporal de ingesta de alimentos en lugar de la cantidad total. El FI favorece la flexibilidad metabólica, activa la autofagia y reduce los niveles de insulina. El FI también parece actuar a través de vías de señalización molecular similares a las de la RC, pero es más fácil de integrar socialmente.

Una vía de señalización especialmente interesante que se ve afectada por el ayuno y la restricción calórica es la de **las sirtuinas**, una familia de desacetilasas dependientes de NAD$^+$ que desempeñan un papel fundamental en la reparación del ADN, la expresión génica, el control metabólico y la resistencia al estrés. Se sospecha que **SIRT1, SIRT3 y SIRT6**, en particular, retrasan el envejecimiento al aumentar la eficiencia mitocondrial, amortiguar las vías de señalización inflamatoria y favorecer los procesos de reparación celular.

Varias sustancias -entre ellas **el resveratrol**, **el ribósido de nicotinamida (NR)** y **el mononucleótido de nicotinamida (NMN)**- se han identificado como activadores de la sirtuina y ya se comercializan como suplementos dietéticos. Aunque hay indicios de efectos positivos en modelos animales, las pruebas clínicas en humanos son hasta ahora limitadas e inconsistentes. Un reto clave es para mejorar **la biodisponibilidad y la focalización** de estas sustancias.

A pesar de todas las preguntas sin respuesta, un motivo central de la investigación moderna sobre el envejecimiento es evidente en esta área: **no el bloqueo de las vías individuales de envejecimiento, sino la reactivación de los programas de regeneración** natural - a través de la nutrición, el ejercicio, los moduladores moleculares y el equilibrio sistémico.

3. avances en medicina geriátrica

3.1 Senolíticos: ¿el nuevo faro de esperanza?

3.1.1 ¿Qué son las células senescentes?

A lo largo de la vida, en el cuerpo humano se acumulan las llamadas **células senescentes**, células que se han retirado irreversiblemente del ciclo celular sin morir. Representan una especie de "cadáver viviente": metabólicamente activas pero funcionalmente limitadas, incapaces de dividirse y a menudo con efectos nocivos sobre su entorno. Originalmente, este estado es un **mecanismo de protección** -por ejemplo, contra la división celular incontrolada como consecuencia de daños en el ADN-, pero con la persistencia crónica se convierte en sí mismo en un problema.

Las células senescentes son causadas, entre otras cosas, por:

- Acortamiento de los telómeros (senescencia replicativa)
- daño oxidativo
- Inflamación crónica

- señales oncogénicas
- Quimioterapia o radioterapia

El marcador característico de las células senescentes es la actividad **β-galactosidasa** a pH 6,0, complementada por perfiles de expresión génica alterados (por ejemplo, mayor expresión de $p16^{INK4a}$ y $p21^{CIP1/WAF1}$), así como cambios morfológicos. A menudo adoptan una forma plana y de gran volumen y muestran una pronunciada actividad secretora - el llamado **SASP (Senescence-Associated Secretory Phenotype)**.

El SASP incluye citocinas proinflamatorias (IL-6, IL-1β, TNF-$α$), enzimas degradantes de la matriz (MMP), factores de crecimiento (VEGF) y factores protrombóticos. Este perfil de secreción puede alterar significativamente el microentorno, someter a estrés a las células vecinas, cronificar las reacciones inmunológicas y desencadenar cambios degenerativos del tejido.

En los organismos jóvenes, el sistema inmunitario suele eliminar las células senescentes. Sin embargo, en la vejez, esta **eliminación inmunitaria** falla, lo que provoca **una acumulación de células senescentes**, especialmente en el tejido adiposo, la piel, las articulaciones, los pulmones, los riñones y el sistema cardiovascular.

Esta acumulación es el centro de interés de nuevos enfoques terapéuticos, en particular las denominadas **terapias senolíticas**.

3.1.2 Mecanismos y principios activos

Los senolíticos son fármacos o combinaciones de fármacos que **eliminan** específicamente **las células senescentes**, mientras que las células sanas normales quedan prácticamente intactas. Actúan aprovechando **los puntos débiles específicos de la célula**, como la activación excesiva de las vías de señalización pro supervivencia (por ejemplo, BCL-2, PI3K/AKT, p53/p21).

En comparación con la destrucción celular convencional por citostáticos, los senolíticos se caracterizan por una **elevada selectividad**. Los senolíticos mejor estudiados son

- **Dasatinib**: un inhibidor de la tirosina cinasa, aprobado inicialmente para el tratamiento de la leucemia, actúa selectivamente contra las células senescentes preadipocitarias y las células endoteliales.

- **Quercetina**: flavonoide vegetal con propiedades antioxidantes y senolíticas; tiene un efecto particular sobre las células madre endógenas senescentes.

- **Navitoclax (ABT-263)**: un inhibidor de BCL-2, desarrollado originalmente para la terapia del cáncer; muestra fuertes efectos senolíticos en estudios preclínicos, pero también una elevada toxicidad.

- **Fisetina**: un flavonoide con doble acción - antioxidante y senolítica; muestra resultados prometedores en la reducción del SASP y del estrés oxidativo.

- **FOXO4-DRI**: agente a base de péptidos que interfiere en la interacción entre FOXO4 y p53, lo que induce la muerte celular programada en las células senescentes.

Muchas de estas sustancias muestran **efectos impresionantes** en **modelos animales**: Mejora de la función orgánica, disminución de la inflamación crónica, mejora del rendimiento físico y, en algunos casos, prolongación de la vida útil. Es especialmente destacable que **la administración intermitente** -por ejemplo, una vez a la semana- suele bastar para lograr efectos significativos.

Además de los senolíticos monoterapéuticos, también se están investigando **sustancias senomórficas** - sustancias activas que no matan, sino que suprimen el SASP o previenen la senescencia (por ejemplo, metformina, rapamicina, glucocorticoides). Podrían ser ventajosas si la eliminación completa de las células senescentes fuera problemática, por ejemplo en la cicatrización de heridas o en procesos regenerativos.

3.1.3 Situación del estudio clínico y riesgos

A pesar de los prometedores resultados obtenidos en modelos animales, la **situación de los datos clínicos en humanos** sigue siendo limitada. Los estudios iniciales de fase I y fase II indican **una buena tolerabilidad** y **efectos funcionales** positivos. Por ejemplo, la combinación de dasatinib + quercetina se ha probado en pacientes con fibrosis pulmonar idiopática (FPI), con signos de mejora de la movilidad y la función pulmonar.

Actualmente se están probando otras aplicaciones clínicas para las siguientes indicaciones:

- Osteoartritis asociada a la edad
- Enfermedad renal crónica
- Enfermedad de Alzheimer
- Aterosclerosis
- Sarcopenia y síndrome de fragilidad

El reto no es sólo demostrar la eficacia, sino también **identificar biomarcadores adecuados** para medir con fiabilidad la senescencia en humanos. Hasta la fecha, no existen diagnósticos estandarizados que permitan una cuantificación precisa de las células senescentes en los tejidos. Además, la senescencia varía en función del tipo de célula y del cuadro clínico.

Otro problema radica **en la posible heterogeneidad de la reacción**: las células senescentes también pueden **desempeñar funciones regenerativas y protectoras** en determinados contextos, por ejemplo, en la renovación de tejidos tras una lesión o en el desarrollo embrionario. Por lo tanto, su eliminación total podría **causar efectos secundarios indeseables**, especialmente en tejidos con una alta tasa de renovación celular o estrés crónico.

Algunas de las sustancias utilizadas -como el navitoclax- también presentan **toxicidad indeseable**, como trombocitopenia o toxicidad hepática. Por este motivo, el desarrollo de se centra cada vez más **en compuestos más específicos y mejor tolerados**. Las **modalidades de administración** (oral frente a intravenosa, continua frente a pulsátil) también son objeto de investigación en la actualidad.

La cuestión ética central es: **¿cuándo y para quién está médicamente justificada la eliminación de células senescentes, y cuándo cruza la línea de la prolongación especulativa de la vida?** La respuesta a esta pregunta depende no sólo de las pruebas científicas, sino también del debate social y de la previsión normativa.

3.2 Reprogramación biológica

3.2.1 Factores Yamanaka e identidad celular

El descubrimiento de los llamados **factores** Yamanaka marcó un hito en la investigación en biología molecular y abrió perspectivas completamente nuevas sobre el envejecimiento celular, la regeneración y el posible rejuvenecimiento. En 2006, el investigador japonés

Shinya Yamanaka consiguió demostrar que cuatro factores de transcripción - **Oct4, Sox2, Klf4 y c- Myc** - son suficientes para devolver a las células maduras y especializadas del cuerpo (por ejemplo, las de la piel) a un **estado pluripotente**. Las llamadas **células madre pluripotentes inducidas (células iPS)** son capaces de diferenciarse en casi cualquier tipo de célula del organismo y, por tanto, tienen el potencial de regenerar por completo los tejidos dañados.

Lo que hace que este descubrimiento sea especialmente relevante para la investigación sobre el envejecimiento no es sólo la posibilidad de transformación celular, sino sobre todo la **reprogramación de la firma epigenética**: durante la generación de iPS, el perfil epigenético de una célula es virtualmente "reseteado" - pierde sus marcas relacionadas con la edad y adopta un patrón de metilación juvenil. Esta reprogramación también afecta a la estructura de los telómeros, la función mitocondrial, las propiedades metabólicas y los mecanismos de reparación.

Los factores Yamanaka actúan como un botón de reinicio molecular que reduce la **edad biológica de** la célula, una observación que se ha confirmado repetidamente en sistemas experimentales. En teoría, este mecanismo podría utilizarse para **rejuvenecer órganos o incluso organismos enteros.** Sin embargo, la reprogramación completa entraña riesgos considerables, en particular el peligro de **desarrollo de tumores**, ya que la desdiferenciación da lugar a estados celulares inestables que pueden ser propensos a la transformación maligna.

Por ello, las investigaciones actuales no se centran en la reprogramación completa, sino en la llamada **reprogramación parcial**, es decir, la activación controlada y temporal de los factores de Yamanaka, que permite revertir ciertas características del envejecimiento sin borrar la identidad celular.

3.2.2 Reprogramación parcial: teoría y práctica

El concepto de **reprogramación parcial o transitoria** se basa en la hipótesis de que es posible **invertir** ciertos procesos de envejecimiento sin que la célula pierda su identidad funcional. El objetivo es encontrar el "punto dulce" en el que se rejuvenezcan las propiedades epigenéticas y metabólicas manteniendo la diferenciación y el contexto tisular.

En un estudio de gran prestigio (Ocampo et al., 2016), se demostró que la expresión cíclica de los factores Yamanaka en ratones modificados genéticamente con **síndrome de Progeria** conducía a un aumento significativo de la esperanza de vida -con mejora simultánea de la función de los órganos, reducción de la fibrosis y aumento de la capacidad regenerativa. En estudios posteriores se obtuvieron resultados similares en el **nervio óptico**, el **hígado** y el **tejido muscular**.

El mecanismo subyacente es presumiblemente **la reorganización epigenética**, acompañada de la reactivación mitocondrial, el aumento de la reparación del ADN, la activación de las sirtuinas y el restablecimiento de la homeostasis celular. Estos procesos recuerdan al rejuvenecimiento celular natural que se produce en el embrión temprano o durante la cicatrización de heridas, aunque controlado por programas moleculares externos.

Un problema técnico central reside en la **expresión dosificada, específica para cada tejido y temporal** de los factores de reprogramación. En la actualidad, esto suele hacerse utilizando **métodos de terapia génica** (por ejemplo, vectores virales), que están asociados a considerables obstáculos normativos y de seguridad en un contexto clínico. Una perspectiva a largo plazo es el desarrollo en de **pequeñas moléculas o moduladores basados en ARN** que puedan desencadenar los mismos efectos de forma más segura.

La reprogramación parcial abre así un **nuevo paradigma en medicina geriátrica**: no combatir síntomas individuales, sino revertir programas celulares completos, una forma molecular de rejuvenecimiento. Sin embargo, por fascinante que sea esta perspectiva, también debe quedar claro: El camino hacia la aplicación clínica es aún largo y los riesgos considerables.

3.2.3 Oportunidades y retos éticos

La reprogramación biológica tiene sin duda el potencial de cambiar radicalmente la medicina, sobre todo en el campo de las terapias regenerativas, la reparación de órganos, el tratamiento de enfermedades crónicas y posiblemente también en la prevención de la degeneración asociada al envejecimiento. Entre **sus oportunidades** figuran:

- **Rejuvenecimiento de órganos sin trasplante**
- **Reactivación de las células madre envejecidas**

- **Tratamiento de enfermedades neurodegenerativas** (por ejemplo, Alzheimer, Parkinson)
- **Regeneración del tejido cardiaco** tras un infarto
- **Reducción de la presión epigenética del envejecimiento**

Al mismo tiempo, **se plantean una serie de cuestiones éticas, sociales y de seguridad** que van más allá de lo puramente biomédico:

1. **Riesgo de formación de tumores**: ¿Cómo garantizar que la reprogramación no provoque una degeneración tumoral? ¿Cómo controlar la dosis y la duración de la intervención molecular?

2. **Acceso y distribución**: ¿se está convirtiendo el rejuvenecimiento biológico en un producto de lujo para ricos o en un bien público? ¿Quién define la "necesidad médica"?

3. **Intervención a lo largo de la vida**: cuando el envejecimiento se hace reversible, ¿cómo cambia esto nuestros conceptos de las fases de la

vida, la justicia intergeneracional y la normalidad biológica?

4. **Regulación y responsabilidad**: ¿Quién asume la responsabilidad de las intervenciones experimentales ? ¿Qué directrices éticas son necesarias para una tecnología que puede modificar el envejecimiento?

5. **Cuestiones de identidad**: ¿Qué significa para la identidad personal que el cuerpo sea biológicamente "más joven" pero la historia de vida siga siendo más antigua?

Estas preguntas lo demuestran: La reprogramación biológica no es sólo un procedimiento técnico: es un **proyecto bioético** que renegocia nuestro concepto de la vida humana, el envejecimiento y el progreso.

3.3 Terapias con células madre en el contexto del envejecimiento

3.3.1 Diferentes tipos de células madre

Las células madre son células no especializadas con dos características centrales: la capacidad de **autorrenovación** (pueden dividirse indefinidamente) y de

diferenciarse en distintos tipos celulares. Se consideran la base de la regeneración celular y son esenciales para la renovación de los tejidos, la cicatrización de heridas y el mantenimiento de las funciones fisiológicas.

Existen varios tipos principales:

1. **Células madre embrionarias (CME)** Se originan en la masa celular interna del blastocisto (unos 5 días después de la fecundación) y son **pluripotentes**, es decir, pueden convertirse en casi cualquier tipo de célula del organismo. Su uso está asociado a debates éticos y legales.

2. **Células madre adultas (somáticas)** Se encuentran en tejidos específicos -por ejemplo, en la médula ósea, el epitelio intestinal, la piel o el cerebro- y son **multipotentes** o **unipotentes**, es decir, restringidas a determinadas líneas celulares. Se utilizan para la renovación y reparación fisiológica de tejidos.

3. **Células madre pluripotentes inducidas (iPSC)** Se crean reprogramando células somáticas

(por ejemplo, células de la piel) mediante factores de Yamanaka y son funcionalmente comparables a las CME, pero sin utilizar embriones . Permiten terapias específicas para cada paciente y se consideran menos problemáticas desde el punto de vista ético.

4. **Células madre mesenquimales (MSC)**
Estas células madre adultas pueden diferenciarse en tejido conjuntivo, hueso, cartílago y células adiposas. También tienen propiedades inmunomoduladoras y antiinflamatorias, lo que las hace especialmente interesantes para terapias regenerativas y antiinflamatorias.

En el contexto del envejecimiento, la atención se centra principalmente **en las células madre adultas** y **las CMM**, ya que son responsables de la reparación y el mantenimiento continuos de la función de los tejidos, procesos que se ha demostrado que disminuyen con la edad.

3.3.2 Medicina regenerativa en la vejez

Con la edad, disminuyen **tanto el número como la funcionalidad** de las células madre, un fenómeno que en la investigación se denomina **agotamiento de células madre** y que se considera un sello distintivo clave del envejecimiento biológico (véase Hallmarks of Aging). Hay muchas razones para ello:

- Acumulación de daños en el ADN
- Envejecimiento epigenético
- microambientes inflamatorios (por ejemplo, debido a SASP)
- desregulación metabólica
- defectos mitocondriales

El resultado es una **capacidad** limitada **de** los tejidos **para regenerarse**: Los huesos se curan más lentamente, los músculos se atrofian, el sistema inmunitario reacciona con más lentitud y la homeostasis del organismo empieza a tambalearse. Estos procesos degenerativos se manifiestan clínicamente en enfermedades típicas de la edad como la osteoporosis, la sarcopenia, la debilidad crónica de cicatrización de heridas o las enfermedades neurodegenerativas.

Las terapias con células madre intentan abordar este problema en concreto, ya sea mediante el **suministro exógeno** (por ejemplo, inyección de CMM cultivadas), la **estimulación de nichos de células madre endógenas** o la **terapia génica** para rejuvenecer la función de las células madre. El objetivo es **restaurar la función** mediante la renovación celular, la inhibición de la inflamación y la mejora del microentorno tisular.

Actualmente se están llevando a cabo ensayos clínicos o preclínicos de enfoques prometedores para las siguientes indicaciones:

- **Enfermedades articulares degenerativas** (por ejemplo, artrosis de rodilla): Las CMM de tejido adiposo o médula ósea se inyectan en la articulación afectada y en algunos casos tienen efectos analgésicos y protectores del cartílago.

- **Cardiomiopatías**: se inyectan células madre autólogas o alogénicas en el músculo cardiaco dañado para mejorar el rendimiento de bombeo.

- **Enfermedad de Parkinson**: los experimentos con células progenitoras dopaminérgicas derivadas de iPSC han mostrado algunas mejoras funcionales impresionantes en modelos animales.

- **Degeneración macular asociada a la edad**: Actualmente se están realizando ensayos clínicos de trasplantes subretinianos de células epiteliales pigmentarias de la retina generadas a partir de iPSC.

  El mayor reto reside en la **estandarización, seguridad y eficacia a largo plazo de** estas terapias. La integración de las células trasplantadas en el tejido existente y el riesgo de formación de tumores o reacción inmunitaria tampoco se han resuelto aún de forma concluyente.

3.3.3 Riesgos, límites y evolución actual

Por muy prometedoras que sean, las terapias con células madre **no son una cura milagrosa**, sino una herramienta terapéutica compleja que conlleva retos considerables:

- **Tumorigénesis**: Las células pluripotentes (ESC, iPSC), en particular, pueden dividirse sin control y formar teratomas. Actualmente, el control total de la diferenciación y el comportamiento celular sólo es posible hasta cierto punto.

- **Reacciones inmunitarias**: Las células madre alogénicas (extrañas) pueden ser rechazadas por el sistema inmunitario. Aunque las CMM tengan un efecto inmunomodulador, no se garantiza un privilegio inmunitario completo.

- **Heterogeneidad de las preparaciones celulares**: existen grandes diferencias entre las distintas líneas celulares, donantes y condiciones de cultivo, lo que dificulta la reproducibilidad de los resultados.

- **Efectos a largo plazo poco claros**: Muchos estudios sólo registran efectos terapéuticos a corto plazo. La seguridad a largo plazo -por ejemplo, con respecto a la transformación maligna- sigue sin estar clara.

- **Falta de normas reguladoras**: Aunque los estudios serios se realizan en condiciones estrictas, hay numerosos proveedores comerciales que ofrecen terapias con células madre sin base científica y al margen de los estudios clínicos, a menudo utilizando métodos dudosos y suponiendo un gran riesgo para los pacientes.

Sin embargo, también hay avances prometedores:

- Los avances **en la tecnología de órganos en un chip** permiten probar específicamente las células madre antes de su uso clínico.

- La combinación con **métodos de edición de genes** (por ejemplo, CRISPR/Cas9) abre la posibilidad de corregir células madre genéticamente defectuosas antes de devolverlas al paciente.

- **El biobanco** de células madre autólogas a una edad temprana es cada vez más importante para poder acceder más adelante a células propias "jóvenes".

En general, está claro que **la terapia con células madre en la vejez** no es un enfoque estandarizado, sino un campo en crecimiento dinámico entre la regeneración realista y las expectativas exageradas. Será crucial para sus beneficios médicos separar claramente las aplicaciones basadas en pruebas de las ofertas especulativas y promover **estudios a largo plazo** con una metodología científica estricta.

3.4 Edición del genoma y antienvejecimiento

3.4.1 CRISPR y otras herramientas

El desarrollo de herramientas precisas para la **modificación selectiva del material genético** representa uno de los mayores avances de la biología molecular moderna. Cabe destacar el método **CRISPR/Cas9**, que lleva revolucionando la investigación desde 2012. Esta tecnología permite **cortar, modificar o sustituir** secuencias de ADN de **forma selectiva**, con una precisión, eficacia y accesibilidad hasta ahora inigualables.

CRISPR se basa en un mecanismo de defensa natural de las bacterias contra los virus. Una **cadena guía de ARN** sirve como función de búsqueda que se une al ADN diana, mientras que la enzima **Cas9** corta el ADN precisamente en ese punto. La célula intenta reparar el corte, que puede utilizarse tanto para la **mutación** dirigida **(knockout)** como para la **inserción de nuevas secuencias (knock-in)**. Actualmente existen numerosas modificaciones:

- **Edición de bases**: Permite el intercambio de pares de bases individuales sin roturas de doble cadena.

- **Prime Editing**: Realiza correcciones genéticas precisas, casi como un "programa genético de tratamiento de textos".
- **Edición del epigenoma**: No cambia la secuencia de ADN en sí, sino que influye en la actividad de los genes mediante la modificación selectiva de marcadores epigenéticos.

En el contexto del envejecimiento, se plantea la siguiente pregunta: ¿podemos utilizar la edición del genoma para **corregir genes o mutaciones relacionados con la edad**, ralentizar los procesos de envejecimiento o incluso invertirlos?

La atención se centra en numerosas estructuras objetivo:

- **Genes telomerasa** (TERT, TERC): para alargar los telómeros
- **Genes sirtuinas**: para mejorar la reparación celular y la regulación metabólica
- **FOXO3A, IGF1R, mTOR**: genes con correlación conocida con la esperanza de vida

- **Genes de la progeria** (por ejemplo, LMNA): para el tratamiento de la prematuridad patológica

En modelos preclínicos, por ejemplo en ratones con progeria o enfermedades mitocondriales, se han logrado mejoras significativas de la salud y la esperanza de vida gracias a la edición de genes. Sin embargo, la transferibilidad a humanos está asociada a numerosos obstáculos biológicos, técnicos y éticos.

3.4.2 Potencial para reparar mutaciones relacionadas con la edad

Las mutaciones somáticas -es decir, los cambios genéticos que se producen en células corporales individuales a lo largo de la vida- se acumulan con la edad. Estas mutaciones pueden **provocar un deterioro funcional** de los tejidos, contribuir al **desarrollo de tumores** o reducir la **eficacia de los mecanismos de reparación celular.**

La reparación selectiva de tales mutaciones es un objetivo central de la edición del genoma en el contexto del antienvejecimiento. Existen dos estrategias concebibles:

1. **Enfoque de medicina de precisión**: las mutaciones específicas del paciente se identifican mediante diagnósticos genéticos (por ejemplo, secuenciación del genoma completo) y se corrigen de forma selectiva, inicialmente in vitro y, a largo plazo, quizá también in vivo.

2. **Intervención sistémica**: Mediante la modificación específica de genes que desempeñan un papel central en el proceso de envejecimiento (por ejemplo, mTOR, SIRT6, p16), se está intentando modular los mecanismos generales de envejecimiento.

Numerosas intervenciones de este tipo ya se han demostrado con éxito en modelos animales. En ratones con una mutación de progeria, por ejemplo, la edición CRISPR del **gen LMNA** ha conducido a una prolongación de la vida útil y al rejuvenecimiento funcional.

La edición de genes mitocondriales -durante mucho tiempo considerada técnicamente difícil- también es posible por primera vez gracias a herramientas más novedosas **como los editores de bases de citosina derivados de DddA (DdCBEs).**

Sin embargo, la aplicación en humanos está asociada a retos de gran alcance:

- **Precisión**: los efectos no deseados (es decir, cambios no intencionados en otras partes del genoma) pueden tener graves consecuencias.

- **Eficacia y penetración celular**: No todos los tipos de células pueden editarse igual de bien, especialmente en los tejidos.

- Se observaron **reacciones inmunitarias** contra las enzimas utilizadas (especialmente Cas9).

- **Problema de distribución**: ¿cómo llegar eficazmente a miles de millones de células de un organismo complejo?

Actualmente, la aplicación se limita sobre todo a **procedimientos ex vivo** -por ejemplo, con células madre sanguíneas- con reinfusión tras un procesamiento satisfactorio. La aplicación sistémica para la terapia antienvejecimiento sigue siendo hipotética, pero objeto de intensa investigación.

3.4.3 Ejemplos de aplicación

La idea de ralentizar o incluso detener el envejecimiento mediante la edición del genoma es fascinante, pero también muy controvertida. Ya se están debatiendo algunos posibles campos de aplicación:

- **Tratamiento de enfermedades monogénicas relacionadas con la edad**, como la progeria de Hutchinson-Gilford.
- **Retraso de las enfermedades neurodegenerativas** mediante la modificación de APOE4, TREM2, PRKN
- **Prolongación de la esperanza de vida** mediante el bloqueo de mTOR, la activación de SIRT6 o la estabilización de FOXO3A.
- **Optimización del metabolismo celular** mediante la intervención en genes mitocondriales
- **Protocolos de rejuvenecimiento individualizados** basados en datos genómicos

Sin embargo, cada uno de estos enfoques también plantea profundas **cuestiones éticas, jurídicas y sociales:**

1. **Frontera entre terapia y mejora**: ¿cuándo sirve la edición genómica para tratar enfermedades y cuándo se convierte en una medida

optimizadora? ¿Es el envejecimiento una enfermedad?

2. **Responsabilidad intergeneracional:** en el caso de las intervenciones en la línea germinal, los cambios genéticos se transmitirían a las generaciones siguientes, con consecuencias desconocidas. En la actualidad (y con razón) están ampliamente prohibidas a nivel internacional.

3. **Desigualdad y acceso**: ¿quién puede permitirse la edición del genoma? ¿Se está convirtiendo la longevidad en una cuestión social?

4. **Riesgos en ausencia de seguimiento a largo plazo**: muchos cambios sólo muestran sus consecuencias al cabo de años o décadas. ¿Cómo afrontar esta incertidumbre?

5. **Autoimagen humana**: cuando cambiamos nuestros genes, cambiamos también nuestra idea de la naturaleza, el destino y el envejecimiento. ¿Qué significa que la vida humana sea tecnológicamente "negociable"?

A pesar de estas preguntas sin respuesta, está claro que la edición del genoma **tendrá un impacto creciente en la medicina geriátrica** en las próximas décadas, tanto a nivel terapéutico como preventivo. Que dé el salto de la investigación a la aplicación clínica generalizada depende menos de los avances técnicos que de la **reflexión ética, la responsabilidad social y la regulación política.**

3.5 Prevención, diagnóstico y biomarcadores

3.5.1 Detección precoz de los procesos de envejecimiento

Durante décadas, la práctica médica ha percibido el envejecimiento principalmente como un **proceso de fondo inevitable**, como una fase que progresa cronológicamente y que sólo adquiere relevancia terapéutica cuando aparecen enfermedades específicas como infartos de miocardio, osteoporosis o demencia. Esta concepción está cambiando: el envejecimiento se reconoce cada vez más como una **condición de riesgo preclínico** y, por tanto, potencialmente **diagnosticable y tratable**.

El objetivo de la medicina geriátrica moderna es **reconocer los procesos relacionados con la edad en una fase temprana**, incluso antes de que se produzcan enfermedades clínicamente manifiestas. Para ello se necesitan nuevos instrumentos que vayan más allá de los parámetros de laboratorio tradicionales (por ejemplo, colesterol, azúcar en sangre). La atención se centra en **indicadores de envejecimiento multidimensionales** que sean lo más objetivos, reproducibles e individualmente significativos posible.

incluyen áreas de detección precoz:

- **Características del envejecimiento celular**: Células senescentes, longitud de los telómeros, daños en el ADN

- **Envejecimiento epigenético**: patrones de metilación como marcadores de la edad biológica

- **Firmas metabólicas**: cambios en el metabolismo de la glucosa, los lípidos y los aminoácidos.

- **Perfiles del microbioma**: Disminución de la diversidad, especies proinflamatorias

- **Marcadores de inflamación**: IL-6, TNF-α, CRP - indicios de inflamación crónica.

- **Pruebas cognitivas e imágenes neuronales**: diagnóstico precoz de procesos neurodegenerativos

- **Pruebas funcionales**: análisis de la marcha, fuerza muscular, pruebas de reacción como correlatos funcionales de la reserva biológica.

Los datos longitudinales, es decir, las mediciones periódicas a lo largo del tiempo que registran no sólo el estado real sino también la velocidad del envejecimiento, son especialmente relevantes. La integración de estos datos en las decisiones médicas preventivas marca un cambio paradigmático: del tratamiento a la **prevención de la descompensación biológica**.

3.5.2 Relojes epigenéticos y otros biomarcadores

El desarrollo de los llamados **relojes epigenéticos** representa un avance particular. Se basan en el análisis de determinados patrones de metilación en el genoma, que pueden correlacionarse con la edad biológica de una célula u organismo. Los modelos más conocidos son

- **Horvath Clock** (2013): utiliza unos 353 sitios CpG para determinar la edad; aplicable a muchos tipos de tejidos.

- **Reloj Hannum**: especializado en muestras de sangre; también está bien validado.

- **PhenoAge**: combina datos de metilación con parámetros clínicos (por ejemplo, recuento de leucocitos, albúmina) para cartografiar el envejecimiento relacionado con enfermedades.

- **GrimAge**: incluye biomarcadores proteicos y exposición al tabaco, con un poder predictivo especialmente bueno para la mortalidad.

- **DunedinPACE**: mide la velocidad del envejecimiento -no sólo la afección- y, por tanto, es especialmente relevante para las intervenciones.

Estos relojes ofrecen numerosas posibilidades de aplicación:

- **Evaluación individual del riesgo**: ¿Qué edad biológica tiene mi cuerpo en comparación con la edad natural?

- **Seguimiento de la terapia**: ¿Cómo afecta una intervención -como el deporte, la dieta o la medicación- a mi ritmo de envejecimiento?

- **Comparación entre poblaciones**: ¿Qué estilos de vida, influencias ambientales o factores genéticos influyen en el envejecimiento biológico?

Además de los relojes epigenéticos, se está hablando de otros muchos biomarcadores:

- **Longitud de los telómeros**: indicador menos estable, pero utilizado tradicionalmente.
- **Perfiles proteómicos y metabolómicos**: permiten obtener información detallada sobre el estado metabólico.
- **Factores asociados a la senescencia**: por ejemplo, p16^INK4a, SA-β-Gal, componentes SASP.
- **Índice del microbioma**: la diversidad y la dominancia se correlacionan con la edad y la inflamación.

Los enfoques combinados, por ejemplo en los denominados **paneles multiómicos**, ofrecen el mayor potencial: integran datos genómicos, epigenómicos, metabólicos, inflamatorios y funcionales en un perfil de edad holístico. Estos métodos son técnicamente exigentes, pero cada vez más escalables para aplicaciones clínicas.

3.5.3 Seguimiento del envejecimiento biológico en la práctica

La integración del diagnóstico del envejecimiento en la práctica clínica habitual es aún limitada, pero su desarrollo avanza rápidamente. Las primeras **clínicas de longevidad** y centros especializados en medicina de precisión ya ofrecen análisis exhaustivos de la edad, por ejemplo en Estados Unidos, Israel y Japón. En Europa también están surgiendo cada vez más programas de **diagnóstico preventivo de la edad**.

Un "cribado de edad biológica" típico puede incluir los siguientes componentes:

- **Análisis de sangre**: marcadores de inflamación, metabolismo, estrés oxidativo, función hepática y renal.

- **Pruebas epigenéticas**: por ejemplo, DNAge, TruDiagnostic, EpiAging

- **Composición corporal**: relación músculo-grasa, grasa visceral, densidad ósea

- **Control cardiovascular**: análisis de la onda de pulso, VO$_2$máx, variabilidad de la frecuencia cardiaca.

- **Función cognitiva**: cribado de memoria, funciones ejecutivas, atención

- **Análisis del movimiento**: análisis de la marcha, pruebas de reacción, equilibrio

- **Perfil del microbioma**: por ejemplo, a través de una muestra de heces

El objetivo es crear un perfil de edad holístico que no sólo excluya las enfermedades, sino que también identifique las reservas funcionales, los factores de estrés sistémicos y los puntos débiles biológicos, lo que se conoce como "**chequeo de la salud**".

La normalización, validación e integración ética de estos métodos es crucial para su futuro. Aunque las declaraciones diagnósticas sobre la edad biológica pueden ser útiles, también entrañan riesgos:

- **Estrés psicológico**: ¿Qué significa para las personas "envejecer rápido"?

- **Interpretación errónea y tratamiento excesivo**: ¿las desviaciones de los valores de envejecimiento conducen a tratamientos innecesarios?

- **Posibilidad de discriminación**: ¿pueden los empleadores o las aseguradoras acceder a datos biológicos sobre la edad?

Por tanto, se necesitan **reglamentos** claros**, normas de protección de datos y directrices de comunicación** para utilizar las posibilidades de estas tecnologías de forma responsable.

4. entre mito y ciencia

4.1 El marketing de la eterna juventud

4.1.1 El mercado trillonario de la longevidad

La idea de un cuerpo sano, poderoso y exteriormente joven hasta la vejez se ha convertido en una de las **narrativas más importantes de la economía del bienestar y la salud del siglo XXI**. En casi ningún otro ámbito se solapan tanto los avances médicos, los intereses comerciales y las aspiraciones culturales como en el mercado del antienvejecimiento o, por decirlo en términos más modernos: en el **sector de la "longevidad"**.

Según las estimaciones, el volumen del mercado mundial de productos y servicios antienvejecimiento superaba ya **los 450.000 millones de dólares** en 2023, con una previsión de crecimiento hasta superar el **billón de dólares en 2030**. La oferta abarca desde productos cotidianos como cremas, vitaminas y suplementos nutricionales hasta análisis de sangre personalizados, terapias hormonales, tratamientos con células madre y exclusivos retiros de longevidad , plataformas de diagnóstico molecular y análisis genéticos.

El cambio en el público objetivo es especialmente llamativo: mientras que antes las ofertas antienvejecimiento se dirigían más a los consumidores de más edad, hoy en día se aborda un **grupo objetivo** cada vez más **joven, preocupado por la salud y conectado digitalmente**: personas que quieren "controlar su edad biológica" mucho antes de que aparezcan los primeros signos de la edad. Esta "lógica de optimización" se ha arraigado profundamente en la imagen moderna de uno mismo: La salud ya no es la ausencia de enfermedad, sino un estado de mejora constante.

El término **longevidad** se mantiene deliberadamente abierto: Sugiere progreso científico sin ser específico. Esta vaguedad es intencionada en términos de estrategia de marketing. Los productos y servicios que se venden bajo la etiqueta de "longevidad" abarcan un amplio espectro: desde medidas preventivas basadas en pruebas hasta ofertas pseudocientíficas sin beneficios demostrados.

Un motor clave de este mercado es la **narrativa mediática**: autores de bestsellers, famosos, empresarios de Silicon Valley y personas influyentes propagan la longevidad como una nueva forma de autorrealización. La salud se está convirtiendo así en un bien de consumo: la promesa es **nada menos que el control sobre el propio envejecimiento**.

4.1.2 Complementos alimenticios, biohacking

Los complementos alimenticios son un segmento clave del mercado antienvejecimiento. Prometen vitalidad, protección celular y regeneración, y gozan de una enorme popularidad. Las ventas de los llamados "**complementos de longevidad**", como NMN (mononucleótido de nicotinamida), resveratrol, espermidina, curcumina, coenzima Q10 o astaxantina, crecen a un ritmo de dos dígitos cada año. Estas sustancias se anuncian a menudo con estudios de cultivos celulares o modelos animales, pero muchas de ellas carecen **de pruebas clínicas de eficacia en humanos**.

Lo mismo puede decirse **del movimiento biohacking**, un concepto que surgió en el ámbito de la tecnología y que ahora describe un estilo de vida en el que la nutrición, el sueño, las hormonas, la temperatura, la luz, la respiración e incluso la genética se "piratean" para aumentar el rendimiento y ralentizar el envejecimiento. En las redes sociales, los biohackers difunden rutinas, suplementos y técnicas detalladas, a menudo con justificaciones que suenan científicas, pero sin una base de datos fiable.

Las prácticas típicas del biohacking incluyen

- Duchas frías y crioterapia
- ayuno intermitente
- Dietas cetogénicas
- Microdosificación de sustancias psicoactivas
- Uso de wearables para la medición de datos corporales
- Tomar protocolos extensos de suplementos ("stacking")

Lo que inicialmente parece una expresión de conciencia sanitaria puede convertirse rápidamente en **coacción, pseudociencia y comportamiento arriesgado.** Muchos biohackers operan al borde de la autoexperimentación, sin control clínico, sin una evaluación científica sólida y a menudo con la promesa tácita: "Puedes revertir el envejecimiento... si haces lo suficiente."

Los tratamientos hormonales -por ejemplo con hormona del crecimiento (HGH), testosterona o DHEA- son un campo especialmente controvertido. Se comercializan como la "fuente de la juventud", aunque entrañan considerables efectos secundarios y riesgos a largo plazo, sobre todo en lo que respecta al desarrollo de cáncer, desequilibrios metabólicos y complicaciones cardiovasculares.

4.1.3 Peligros de prometer demasiado

La combinación de lenguaje médico, deseos culturales e intereses comerciales crea un caldo de cultivo para el **exceso de promesas**: afirmaciones que exageran, simplifican o malinterpretan deliberadamente el estado de la ciencia. Tales afirmaciones pueden ser:

- "Esta sustancia alarga tu vida 10 años".

- "Puedes retrasar tu edad biológica".

- "Las arrugas son un signo de debilidad celular: combátalas con XYZ".

- "Se ha encontrado la fuente de la juventud - y puedes suscribirte a ella".

Esta **hiperbolización** de las posibilidades médicas no sólo es engañosa, sino **potencialmente peligrosa**. Conduce a falsas expectativas, aumento del consumo, costes innecesarios y, a veces, incluso riesgos para la salud. Además, el exceso de promesas a menudo desplaza a **medidas basadas en pruebas pero "aburridas", como** el ejercicio, el sueño, la inclusión social o una dieta equilibrada, los mismos factores que se ha demostrado que favorecen la salud en la vejez.

Otro peligro reside en el **desplazamiento de la responsabilidad**: quienes no se mantienen jóvenes y en forma es porque "no han optimizado lo suficiente", "no han tomado los suplementos adecuados" o "han medido los valores equivocados". De este modo, el envejecimiento se **moraliza y privatiza**, lo que resulta especialmente problemático para los grupos vulnerables (por ejemplo, los enfermos crónicos o las personas mayores que viven en la pobreza).

También hay cuestiones legales y reglamentarias: en muchos países, los complementos alimenticios no se consideran medicamentos, por lo que no están sujetos a las mismas normas de ensayo. Al mismo tiempo, los fabricantes de utilizan cada vez más **un lenguaje cuasimédico**, como "eficacia celular profunda", "inspirado en la ciencia" o "clínicamente probado", términos que dan a los consumidores la impresión de relevancia terapéutica.

Por tanto, el reto central es: **¿Cómo podemos separar las innovaciones científicamente sólidas de las ilusiones de marketing?** ¿Cómo proteger a los consumidores de las promesas engañosas sin desalentar las legítimas esperanzas de progreso?

4.2 Pseudociencia antienvejecimiento

4.2.1 Patrones típicos y conclusiones falsas

Las pseudociencias en el campo del antienvejecimiento no siempre son fáciles de reconocer. A menudo se disfrazan con lenguaje médico, hacen referencia a estudios individuales u opiniones de expertos y utilizan términos como "celular", "molecular", "clínicamente probado" o "verificado" sin emplearlos correctamente o en un sentido científico. Especialmente en el sector del antienvejecimiento, los límites entre la ciencia real, la especulación y el lenguaje científico utilizado estratégicamente son difusos, lo que a menudo induce a error tanto a los profanos como al personal médico.

Algunas **características típicas de la argumentación pseudocientífica** en el contexto antienvejecimiento son:

- **Transferencia de datos de experimentos con animales a humanos sin categorización crítica**

  Ejemplo: "Esta sustancia prolongó la vida de los gusanos en un 50 %, ¡imagínese lo que puede hacer en los humanos!". Esto ignora el hecho de que el metabolismo y la genética de *Caenorhabditis elegans* o ratones no son directamente transferibles a los humanos.

- **Pruebas anecdóticas en lugar de datos sistemáticos**

  Afirmaciones como: "Tomé NAD+ y me siento más joven" o "Mi edad biológica ha descendido diez años, según un test online". Tales informes no sustituyen a los estudios controlados.

- **Afirmaciones que suenan científicas sin citar fuentes**

Por ejemplo: "La reprogramación epigenética ya es posible: consigue el nuevo paquete juventud". Este tipo de afirmaciones suenan progresistas, pero suelen carecer de fundamento o estar muy simplificadas.

- **Explicaciones post-hoc** (interpretación retrospectiva sin prueba de causalidad) Por ejemplo: "En la región X, la gente envejece especialmente, comen Y todos los días - así que Y debe tener un efecto rejuvenecedor". La clásica **falacia de correlación y causalidad**.

- **Visiones dicotómicas del mundo**: "La medicina convencional ha fracasado - nuestro método es el futuro".

Este patrón argumental se opone deliberadamente al sistema científico establecido e implica que la innovación sólo es posible al margen de la investigación reconocida.

Estos y otros patrones crean una supuesta credibilidad, pero no son el resultado de una **revisión por pares, una metodología controlada o datos replicables**.

Especulan con la esperanza, el miedo al envejecimiento y un conocimiento a medias de los procesos moleculares de, de una forma científicamente insostenible pero emocionalmente poderosa.

4.2.2 Medios sociales, personas influyentes y divulgación científica

En casi ningún otro campo de la medicina hay tanta distancia entre la investigación real y la presentación pública como en el sector del antienvejecimiento. Una de las principales razones es el **papel de las plataformas digitales**: YouTube, TikTok, Instagram y los podcasts son ahora fuentes clave de información, también en temas de salud. Influencers con una audiencia de millones de personas dan consejos nutricionales, recomiendan suplementos o promocionan sus propias "fórmulas de longevidad", a menudo sin formación médica ni base científica.

Los mecanismos típicos de las redes sociales son

- **Promesas sanitarias personalizadas**: "Lo que me ha funcionado a mí también te ayudará a ti".

- **Refuerzo mediante algoritmos**: Los mensajes emocionales, polarizantes y sencillos se muestran preferentemente, mientras que las explicaciones complejas y diferenciadas de tienen menos alcance.

- **Distorsión de los estudios científicos**: los resultados de cultivos celulares o modelos animales se comunican como "avances", a menudo sin contexto, limitación ni explicación metodológica.

- **Comercialización mediante enlaces de afiliación y venta de productos**: la credibilidad se ve socavada por el propio interés económico; por ejemplo, influenciadores que anuncian productos en cuyas ventas están directamente implicados.

Incluso los llamados **divulgadores científicos** o autores de libros con formación científica contribuyen ocasionalmente a la difusión de narrativas pseudocientíficas, a menudo sin querer, pero mediante simplificaciones, presentaciones selectivas o formulaciones sensacionalistas. Así surgen relatos como:

- "El envejecimiento es una enfermedad y, por tanto, curable".

- "La clave de la inmortalidad está en nuestros genes".

- "Un solo biomarcador puede revelar tu verdadera edad".

Estas afirmaciones suenan modernas, perturbadoras y plausibles, pero a menudo ignoran la **complejidad de los sistemas biológicos**, la **naturaleza contextual de los resultados de los estudios** y los **límites metodológicos de la investigación**.

4.2.3 Normas científicas frente a ilusiones

Una diferencia clave entre la ciencia seria y las ilusiones pseudocientíficas es **cómo se trata la incertidumbre**. La ciencia reconoce las limitaciones de sus modelos, hace afirmaciones en probabilidades y trabaja con niveles de evidencia. La pseudociencia, en cambio, suele ser absoluta: "Este remedio funciona", "Esta prueba le mostrará la verdad", "Este método vencerá al envejecimiento".

Ciencia real:

- es **falsable**, es decir, se puede refutar.
- trabajos con **revisión por pares** y reproducibilidad metodológica.

- es **transparente** en cuanto a datos, métodos y financiación.
- reconoce **las limitaciones** y las **hipótesis contrapuestas**.
- se desarrolla **de forma iterativa**, no lineal.

Pseudociencia:

- se presenta como **no tener alternativa** y ser "innovador".
- rechaza **el escrutinio metódico** o juzga la crítica como un "ataque".
- utiliza selectivamente estudios o casos individuales para su confirmación.
- evita **las explicaciones complejas** en favor de soluciones sencillas.
- mezcla **términos científicos con conceptos esotéricos** ("flujo de energía", "memoria celular", etc.).

Esta diferencia es especialmente visible en el campo del antienvejecimiento porque la **demanda social de soluciones sencillas a problemas complejos** es enorme. Ahí reside precisamente la responsabilidad ética de la comunicación científica: **no todas las esperanzas pueden convertirse en un producto. No toda idea es una terapia.**

La ciencia debe ser comprensible, pero no debe adaptarse a la lógica del marketing. De lo contrario, pierde su integridad. La tarea de la medicina, la biología y la salud pública es **diferenciar, categorizar y seguir siendo honestos**, aunque esto signifique que el rejuvenecimiento real es más complejo, más lento y menos espectacular de lo que algunos nos quieren hacer creer.

4.3 Lo que realmente funciona y lo que no

4.3.1 Visión general de las medidas basadas en la evidencia

A pesar de la multitud de promesas exageradas y métodos pseudocientíficos, en la actualidad existen varios **enfoques basados en pruebas que** han demostrado ser capaces de ralentizar el envejecimiento biológico, retrasar las enfermedades relacionadas con la edad y prolongar **la duración de la salud.** Estas medidas de se caracterizan por haber sido probadas en varios estudios bien diseñados, suelen ser baratas, de bajo umbral y tener pocos efectos secundarios, y a menudo parecen menos espectaculares que las lustrosas soluciones biotecnológicas.

Las más importantes de estas estrategias de eficacia probada pueden resumirse en cuatro grupos:

1. **Ejercicio y actividad física**
   - La actividad física regular es una de las medidas más eficaces para ralentizar el envejecimiento funcional.
   - Los efectos incluyen: Conservación de la masa muscular, mejora de la sensibilidad a la insulina, reducción de los marcadores inflamatorios, estabilización cognitiva, promoción de la mitofagia y reducción del estrés.
   - Se recomienda una combinación de **entrenamiento de resistencia, de fuerza** y **de flexibilidad**: al menos 150 minutos de actividad moderadamente intensa a la semana.

2. **Alimentación sana**

- No existe una "dieta antienvejecimiento", pero hay muchas pruebas de los efectos positivos de las dietas mediterráneas, vegetales o hipocalóricas.
- La reducción de los **alimentos muy procesados, el azúcar, las grasas trans y la carne roja** se asocia a parámetros de envejecimiento favorables.
- Ciertos patrones dietéticos -por ejemplo, **el ayuno intermitente**, la **ingesta de alimentos restringida en el tiempo** y la **restricción calórica sin** desnutrición- muestran en estudios efectos significativos sobre los biomarcadores, la inflamación y la salud metabólica.

3. **Regulación del sueño y del estrés**

- La privación crónica de sueño se asocia a un acortamiento acelerado de los telómeros, resistencia a la insulina, disfunción inmunitaria y deterioro cognitivo.
- Se ha demostrado que **dormir entre 7 y 8 horas por noche**, un ritmo de sueño

regular, una baja exposición a la luz y el ruido y una reducción consciente del estrés (por ejemplo, mediante mindfulness, ejercicios de respiración o apoyo social) se asocian a un envejecimiento más lento.

4. **Integración social y sentido de la vida**
   o Los estudios demuestran que **la soledad** es un riesgo para la salud comparable al tabaquismo o la falta de ejercicio.

   o Las personas con **apoyo social, sentido de pertenencia y propósito** muestran menores tasas de enfermedad, menores niveles de inflamación y mayor resistencia al estrés relacionado con la edad.

Estos hallazgos no son nuevos, pero a menudo **quedan eclipsados** en el discurso público **por ofertas espectaculares pero poco validadas**. Sin embargo, **los mayores efectos sobre la salud y el envejecimiento no proceden del laboratorio, sino de la vida cotidiana.**

4.3.2 Restricción calórica, ejercicio, sueño, psique

En las últimas décadas, un gran número de estudios de alta calidad han demostrado que **la restricción calórica (RC)** en particular -definida como una reducción de la ingesta de calorías en torno al 20-30% sin deficiencia de nutrientes- **prolonga significativamente la vida útil y la duración de la salud de organismos modelo**. En el proceso influyen vías de señalización centrales:

- **mTOR** se inhibe→ Promoción de la autofagia
- **AMPK** se activa→ Mejora de la eficiencia metabólica
- **Las sirtuinas** se regulan al alza→ Protección del ADN y las mitocondrias
- Se reducen **los procesos inflamatorios**

En estudios con humanos como **CALERIE (Evaluación exhaustiva de los efectos a largo plazo de la reducción del consumo de energía)**, la RC ha producido mejoras en los parámetros metabólicos, la presión arterial, los marcadores de inflamación y el bienestar subjetivo, aunque con la condición de una cuidadosa supervisión médica.

El ejercicio es al menos igual de eficaz en este sentido, si no más. Tiene **efectos multisistémicos**: Mejora el metabolismo energético celular, reduce la inflamación, favorece la neurogénesis en el hipocampo, mejora la función cardiaca y refuerza las defensas inmunitarias. Los datos que demuestran que el ejercicio regular puede **ralentizar de forma mensurable el envejecimiento epigenético** son especialmente impresionantes, por ejemplo a través de relojes epigenéticos como PhenoAge o DunedinPACE.

El sueño es también un pilar infravalorado de la medicina de la longevidad. Durante el sueño no sólo tiene lugar la recuperación física, sino también la regeneración celular, la consolidación de la memoria y la regulación de la inflamación. La privación de sueño favorece la desregulación circadiana, el estrés oxidativo, los trastornos de tolerancia a la glucosa y los procesos neurodegenerativos.

La **salud mental** también desempeña un papel clave: la depresión, el estrés prolongado y el aislamiento social se asocian a telómeros acortados, mayor susceptibilidad a la inflamación y mayor morbilidad en old age. Los estudios de intervención muestran que los métodos basados en la atención plena, la meditación, la terapia cognitivo-conductual o la psicoeducación específica **no sólo mejoran el bienestar subjetivo**, sino que también pueden producir **cambios mensurables en los parámetros del envejecimiento**, por ejemplo en la metilación epigenética.

4.3.3 Por qué no existe la "píldora milagrosa"

A pesar de los considerables avances en la investigación sobre el envejecimiento molecular, todavía **no hay ninguna sustancia** que haya demostrado prolongar la vida o ralentizar el proceso de envejecimiento en estudios controlados a largo plazo en humanos. Gran parte de lo que funciona en cultivos celulares o en animales **tiene efectos limitados o inconsistentes** en humanos, o conlleva riesgos considerables.

Ejemplos:

- **Resveratrol**: Actúa como activador de la sirtuina en cultivos celulares; los efectos clínicos en humanos siguen siendo inconsistentes. Biodisponibilidad problemática.

- **Precursores de NAD+ (NR, NMN)**: muestran datos preclínicos interesantes; la seguridad y el beneficio a largo plazo en humanos aún no están suficientemente aclarados.

- **Metformina**: Prometedora como agente antidiabético; el **estudio TAME** debería aclarar si tiene efectos modificadores del envejecimiento en personas sanas.

- **Rapamicina**: Inhibe mTOR, prolonga significativamente la vida de los ratones - pero con efectos secundarios que dificultan su uso generalizado.

Estos ejemplos lo demuestran: **El envejecimiento es un proceso sistémico de múltiples capas. No existe un "interruptor maestro" molecular que se pueda accionar sin más.** Por tanto, la búsqueda de una "píldora milagrosa" no sólo es científicamente cuestionable, sino que a menudo desvía la atención de medidas más eficaces pero menos espectaculares.

En su lugar, la medicina moderna de la longevidad se basa cada vez más en **estrategias multimodales**, es decir, combinaciones de cambios en el estilo de vida, diagnósticos específicos, medicación si es necesario apoyo y modificación del comportamiento a largo plazo. Esto puede parecer menos emocionante, pero es mucho **más eficaz, más sostenible y menos arriesgado.**

5 El futuro de la investigación sobre el envejecimiento

5.1 La visión de la "Medicina de la Longevidad"

5.1.1 De la geriatría a la medicina geriátrica proactiva

Tradicionalmente, la medicina geriátrica era sobre todo **reactiva**: empezaba donde ya habían surgido quejas y enfermedades. La **geriatría** tradicional se centraba en la multimorbilidad, la polifarmacia y el deterioro funcional. Su principal objetivo era mantener la calidad de vida en la vejez a pesar de las limitaciones existentes, pero no centrarse en el propio envejecimiento como objetivo terapéutico.

La **Medicina de la Longevidad** moderna, por su parte, representa un **cambio de paradigma**: entiende el envejecimiento como un **proceso biológico modulable** que comienza décadas antes de la aparición de la enfermedad y, por tanto, **sobre el que se puede influir de forma selectiva**. La premisa es que no basta con tratar las enfermedades; hay que intervenir en las causas del envejecimiento en una fase temprana.

En el centro de esta nueva disciplina:

- **Diagnósticos individuales:** por ejemplo, edad epigenética, marcadores inflamatorios, flexibilidad metabólica
- **Prevención e intervención precoz:** antes de que los daños sean clínicamente visibles
- **Integración tecnológica:** por ejemplo, análisis de edad basados en IA, gemelos digitales, wearables
- **Perspectiva multisistémica:** el envejecimiento no afecta a órganos individuales, sino a todo el organismo
- **Estrategias personalizadas:** basadas en perfiles genéticos, epigenéticos, microbiológicos y metabólicos.

El objetivo a largo plazo es cambiar toda la lógica médica de una **medicina** reparadora a una **medicina proactiva y resistente** que maximice la duración de la salud, integrando tanto factores biológicos como psicológicos, sociales y ecológicos.

5.1.2 Integración interdisciplinar

La medicina de la longevidad sólo puede tener éxito si es **interdisciplinaria**. El proceso de envejecimiento es demasiado complejo para que un solo especialista pueda entenderlo e influir en él. Lo que se necesita es la cooperación entre:

- **Biología molecular y genética** (para comprender y controlar los procesos biológicos)
- **Epigenética y biología celular** (para reprogramación y resiliencia celular)
- **Bioinformática y medicina de sistemas** (para la integración de grandes cantidades de datos y la individualización)
- **Endocrinología e inmunología** (para influir en el envejecimiento hormonal e inmunológico)
- **Geriatría y gerontología** (por su conexión con la realidad clínica y la dimensión psicosocial)
- **Medicina conductual y salud pública** (para la prevención eficaz y la modificación del estilo de vida)

- **Ética, sociología y derecho** (para evaluar el impacto social)

Sólo combinando estas disciplinas podrá surgir una **medicina geriátrica holística** que no piense en compartimentos estancos, sino que entienda a las personas como seres biopsicosociales, inmersos en su entorno, su biografía vital y sus relaciones sociales.

Al mismo tiempo, están surgiendo nuevos campos profesionales, como los **practicantes de la longevidad** que crean perfiles de edad individuales, coordinan terapias, interpretan datos y enseñan estrategias de estilo de vida. Ya existen los primeros programas de formación para ello, por ejemplo en Estados Unidos, Reino Unido y Singapur.

5.1.3 Potencial y límites de las intervenciones personalizadas

La gran fuerza de la Medicina de la Longevidad reside en su **individualizabilidad**: no todo el mundo envejece de la misma manera. Las predisposiciones genéticas, las huellas epigenéticas, la composición del microbioma, los hábitos de vida y los factores ambientales conducen a procesos de envejecimiento muy diferenciados: lo que favorece la salud de una persona puede ser neutro o incluso perjudicial para otra.

La medicina geriátrica personalizada intenta identificar estas diferencias **desde el punto de vista diagnóstico y utilizarlas terapéuticamente**. Ejemplos:

- Un paciente con un microbioma inflamatorio recibe prebióticos y probióticos específicos, mientras que otro paciente con síndrome metabólico sigue una dieta cetogénica.
- Algunas personas se benefician del entrenamiento de fuerza, otras más del de resistencia, en función de su perfil genético.
- La prueba epigenética muestra un proceso de envejecimiento acelerado en el paciente A y una metilación estable en el paciente B: la necesidad de actuar es correspondientemente diferente.

Al mismo tiempo, es importante reconocer los **límites de esta individualización**:

- **La interpretación de los datos** es compleja y a menudo incoherente: no todas las desviaciones significan enfermedad.

- **Los efectos a largo plazo de las** intervenciones personalizadas no suelen estar suficientemente estudiados.
- **Los costes y el acceso** han sido hasta ahora factores limitantes: las ofertas de longevidad se centran en grupos destinatarios adinerados.
- **Cuestiones éticas** como la predicción de la esperanza de vida individual, el uso de datos genómicos o la cuestión de quién "merece la longevidad" siguen sin resolverse.

Sin embargo, queda por decir: La medicina de la longevidad tiene el potencial de transformar todo nuestro concepto del envejecimiento, la salud y la atención médica, si se diseña de forma científica, responsable y accesible.

5.2 Innovaciones tecnológicas: de la IA a las fábricas celulares

5.2.1 La inteligencia artificial en la investigación sobre el envejecimiento

La inteligencia artificial (IA) se ha convertido en una de las herramientas clave de la investigación moderna sobre el envejecimiento. No sólo permite analizar conjuntos de datos complejos y de gran dimensión -por ejemplo, de genómica, epigenética, metabolómica o imágenes-, sino también deducir de ellos **patrones precisos y modelos de predicción**. Los siguientes campos de aplicación desempeñan un papel especial en la investigación de la longevidad:

- **Determinación de la edad biológica**: los modelos de IA pueden determinar la edad biológica con una precisión asombrosa a partir de datos epigenéticos, metabólicos o de imagen (por ejemplo, resonancias magnéticas, escáneres cutáneos o de retina). Plataformas como Deep Longevity o Altos Labs utilizan redes neuronales para cartografiar los procesos de envejecimiento en tiempo real.

- **Predicción de trayectorias individuales de envejecimiento**: los modelos de aprendizaje automático reconocen patrones de riesgo, por ejemplo de deterioro cognitivo precoz , envejecimiento inmunitario o disfunción metabólica, a menudo años antes de que aparezcan los síntomas clínicos.

- **Optimización de terapias**: La IA puede sugerir intervenciones personalizadas, probar combinaciones de fármacos o simular la respuesta terapéutica. Para ello es necesario integrar datos de ADN, ARN, proteínas y factores ambientales.

- **Desarrollo de fármacos**: la IA acelera el descubrimiento de nuevos compuestos contra el envejecimiento. Los algoritmos analizan enormes bibliotecas de moléculas, modelizan las interacciones entre fármacos y dianas y predicen los efectos secundarios. Esto ahorra tiempo y costes y reduce los ensayos con animales.

Un ejemplo destacado es **Insilico Medicine**, una empresa que utiliza el aprendizaje profundo para diseñar nuevas terapias de longevidad. Otras empresas, como **BioAge**, **Aging.AI** y **Gero.ai**, están desarrollando sistemas basados en IA para simular procesos de envejecimiento en gemelos digitales (imágenes virtuales de personas reales que pueden utilizarse para realizar intervenciones en antes de probarlas en seres humanos).

La fuerza de la IA reside no sólo en su potencia de cálculo, sino también en el **reconocimiento de** correlaciones que los humanos no pueden captar intuitivamente, como la relación entre determinados metabolitos, la composición del microbioma y el envejecimiento epigenético. El reto es que estos sistemas sean transparentes, comprensibles y validados clínicamente.

5.2.2 Organoides, bioingeniería y sistemas regenerativos

Además del análisis de datos, la **producción biológica de tejidos y sistemas celulares** también está cambiando radicalmente la investigación antienvejecimiento. Los nuevos avances en **ingeniería de tejidos** y **tecnología de organoides** permiten reproducir estructuras celulares humanas in vitro y manipularlas de forma selectiva.

- **Los organoides** son versiones en miniatura tridimensionales y celulares de órganos que se desarrollan a partir de células madre y reproducen las funciones básicas del órgano real. Actualmente existen organoides de hígado, cerebro, intestino, piel, riñón e incluso corazón. Con ellos es posible:

- o Investigación sobre el envejecimiento en modelos específicos de pacientes
- o Pruebas de sustancias activas en un entorno celular humano
- o Comprensión del envejecimiento en tejidos específicos (por ejemplo, neurodegenerativos)

- **La bioimpresión** y **tejidos impresos en 3D** permiten producir estructuras celulares complejas que podrían dar lugar en el futuro a órganos de sustitución completos o servir para reemplazar tejidos envejecidos. Los primeros estudios sobre regeneración hepática y formación de cartílago son prometedores.

- **Las plataformas de terapia celular** desarrollan productos celulares autólogos o alogénicos para el rejuvenecimiento sistémico. Especialmente en desarrollo: plasma joven, terapias exosomales , trasplantes de MSC y células madre hematopoyéticas generadas artificialmente.

Un objetivo visionario es la creación de "**fábricas celulares**": Biorreactores altamente automatizados que produzcan, reprogramen, editen genéticamente y vuelvan a trasplantar células específicas del paciente, como parte de una terapia de rejuvenecimiento personalizada.

Los senolíticos (fármacos que eliminan específicamente las células senescentes) también podrían ensayarse preclínicamente en estos sistemas. Esto permitiría adaptar las terapias con precisión al perfil biológico del paciente, con mayor eficacia y menos efectos secundarios.

5.2.3 El "gemelo digital" del envejecimiento

Un enfoque especialmente ambicioso en la investigación tecnológica sobre el envejecimiento es el concepto de "**gemelo digital**", un modelo dinámico y basado en datos de un individuo que **representa** sus **procesos fisiológicos, moleculares y bioquímicos en tiempo real**. En medicina de la longevidad, esto significa

- El gemelo digital contiene datos sobre el genoma, el epigenoma, el microbioma, el estado inmunitario, el perfil hormonal , el estado metabólico, la calidad del sueño, el ejercicio y la exposición ambiental.

- Estos datos se actualizan continuamente, por ejemplo, mediante wearables, análisis de laboratorio y sensores.
- El sistema calcula cómo cambia el estado biológico en determinadas condiciones, por ejemplo, cuando se administran medicamentos, se modifica la dieta o se sufre estrés.
- Esto permite simular riesgos, probar intervenciones y personalizar la prevención, **antes de que** se produzcan daños biológicos.

Por ejemplo, el gemelo de un hombre de 45 años muestra un envejecimiento epigenético acelerado y un aumento de los marcadores inflamatorios. El modelo simula el efecto de la restricción calórica en combinación con un entrenamiento de resistencia y precursores de NAD+, y muestra una ralentización del envejecimiento del 10%. Al mismo tiempo, se calcula la dosis a partir de la cual es probable que se produzcan efectos secundarios. El programa de intervención real puede adaptarse en consecuencia.

Este principio no es una quimera: las primeras empresas como **Q Bio**, **Human Longevity Inc**, **LifeX Ventures** y **Unlearn.AI** ya están trabajando en los prototipos correspondientes. La combinación de **big data, IA, biología de sistemas e infraestructura en la nube** hace posible por primera vez modelar la salud de forma **predictiva y simulativa** en lugar de reactiva.

Pero también aquí la protección de datos, las cuestiones éticas, la validación médica y la aceptación social son obstáculos fundamentales. Los beneficios para el individuo son grandes, pero sólo si los sistemas son **transparentes, controlados y bastante accesibles.**

5.3 Iniciativas internacionales de investigación y sus objetivos

5.3.1 EE.UU., Europa, Asia - panorama mundial de la investigación

En las dos últimas décadas, la investigación sobre el envejecimiento ha pasado de ser un subcampo marginal de la biomedicina a convertirse en **un eje estratégico de la política internacional de investigación**. Varios países y organizaciones supranacionales han puesto en marcha programas con el objetivo de **descifrar las bases biológicas del envejecimiento , prevenir las enfermedades relacionadas con la edad** y prolongar **la vida sanitaria** de la población. Esto ha dado lugar a la creación de **redes de investigación excelentemente equipadas** en todo el mundo, que trabajan de forma complementaria pero también competitiva.

UU:
Estados Unidos ha desempeñado tradicionalmente un papel destacado en la investigación biomédica. **El Instituto Nacional sobre el Envejecimiento (NIA)**, que forma parte de los Institutos Nacionales de Salud (NIH), destina anualmente miles de millones de dólares a apoyar la investigación básica y clínica sobre el envejecimiento. Se centra especialmente en

- el papel de los procesos inflamatorios (inflammaging)

- Vías de señalización molecular (por ejemplo, mTOR, sirtuinas, AMPK)

- senescencia celular

- Envejecimiento del sistema inmunitario (inmunosenescencia)

- Relojes epigenéticos y biomarcadores

Además, en los últimos años han surgido **iniciativas del sector privado** dotadas de un enorme capital riesgo. Entre las más conocidas figuran

- **Calico Labs** (filial de Alphabet/Google)
- **Altos Labs** (apoyado por Jeff Bezos, entre otros)
- **Unity Biotechnology, Juvenescence, BioAge Labs, Life Biosciences**

Estas empresas persiguen objetivos ambiciosos: desde el rejuvenecimiento celular y los senolíticos hasta la reprogramación biológica. Muchas se basan en una combinación **de IA, tecnologías ómicas y biología celular** para desarrollar nuevas terapias.

Europa:
Europa también promueve específicamente la investigación sobre el envejecimiento, aunque de forma más coordinada públicamente. Algunas iniciativas importantes son

- la **Iniciativa de Programación Conjunta - Más años, vidas mejores (IPCVM)**
- el **Programa de Envejecimiento Saludable** de la Comisión Europea
- Proyectos en el marco de **Horizonte Europa**, por ejemplo "Envejecimiento en las sociedades digitalizadas".

Muchos centros de investigación europeos también trabajan de forma interdisciplinar, por ejemplo:

- **Instituto Max Planck de Biología del Envejecimiento** (Colonia)
- el **Instituto Karolinska** (Suecia)
- el **Instituto Europeo de Biología del Envejecimiento (ERIBA)** de Groninga

En Europa es fundamental la integración de la investigación en cuestiones de **política social, justicia y prevención en el sistema sanitario público**, a diferencia de los programas de orientación más tecnocrática de Estados Unidos.

Asia:

Los países asiáticos -sobre todo **Japón, Corea del Sur, China y Singapur-** invierten cada vez más en investigación sobre el envejecimiento, también en el contexto de los retos demográficos. En Japón, el "país más viejo del mundo", se llevan a cabo numerosos proyectos financiados por el Estado para prolongar la salud funcional , por ejemplo en el **Centro Nacional de Geriatría y Gerontología**.

China está invirtiendo mucho en **investigación genómica, IA y medicina regenerativa** con el objetivo de convertirse en líder de la carrera mundial por las tecnologías de la longevidad. Se están creando allí "zonas de longevidad" enteras con infraestructuras hospitalarias, empresas emergentes y redes de laboratorios.

En **Singapur** se fundó **el Programa de Investigación Traslacional sobre Longevidad Saludable**, centrado en la prevención, el microbioma, el envejecimiento inmunitario y el diagnóstico precoz. También hay estrategias de salud pública específicas para contrarrestar estructuralmente la carga de enfermedad relacionada con la edad.

5.3.2 Objetivos, lógica de financiación, conflictos de intereses

Los objetivos de los programas internacionales de investigación son diversos: van desde la investigación científica básica hasta la explotación comercial de los resultados. Algunos de estos objetivos pueden agruparse del siguiente modo:

- **Aliviar la carga del sistema sanitario**: el envejecimiento es uno de los principales motores de los costes sanitarios. Ralentizar el envejecimiento reduce las enfermedades crónicas, lo que promete ahorros a largo plazo.

- **Aumentar la empleabilidad de las personas mayores**: Si las personas se mantienen sanas durante más tiempo, pueden trabajar más, un objetivo clave en las economías que envejecen.

- **Excelencia científica y prestigio geopolítico**: la investigación sobre la longevidad se considera cada vez más un campo de investigación estratégico, comparable a los viajes espaciales o la IA.

- **Motor de innovación para la industria biotecnológica**: nuevos medicamentos, diagnósticos, tecnologías de plataforma... el envejecimiento se considera un mercado, no sólo un fenómeno biológico.

- **Intereses militares y de política de seguridad**: En Estados Unidos, en particular, los fondos del Ministerio de Defensa fluyen hacia proyectos destinados a hacer que los soldados sean más "biológicamente resistentes".

Esta situación mixta provoca **tensiones** entre el interés público por el conocimiento y la comercialización por parte del sector privado. Muchas empresas están financiadas por capital riesgo y se ven presionadas para **ofrecer productos que puedan comercializarse rápidamente**, lo que en ocasiones relega la validez científica a un segundo plano.

También surgen **conflictos de intereses**:

- Científicos que participan en empresas y al mismo tiempo forman parte de comités especializados

- Estudios financiados por empresas de suplementos o diagnósticos

- Publicaciones en revistas afiliadas a la empresa con falta de calidad en la revisión por pares.

Tales estructuras ponen en peligro la credibilidad de la investigación sobre el envejecimiento y alimentan las críticas de que se trata de un nuevo campo de juego para la "economía de la tecnología sanitaria" en lugar de una medicina seria. Por tanto, la transparencia, las normas éticas y **la investigación pública** independiente siguen siendo esenciales.

5.3.3 Cómo se prioriza la investigación y qué queda por resolver

A pesar de todos los avances logrados, existen numerosas **preguntas de investigación sin** respuesta, cuyas respuestas son fundamentales para que la medicina geriátrica siga desarrollándose de forma significativa en :

- **¿Cuál es un valor objetivo realista para la esperanza de vida?** ¿Hay que vivir hasta los 120 años o "sólo" hasta los 85, pero sin fragilidad?

- **¿Qué marcadores biológicos son realmente relevantes desde el punto de vista causal?** ¿Y cuáles son meramente asociativos?

- **¿Hasta qué punto es individual el envejecimiento?** ¿Podemos desarrollar terapias estandarizadas o necesitamos un enfoque diferente para cada persona?

- **¿Cuánto tardan en llegar al mercado las nuevas terapias antienvejecimiento?** ¿Y cómo se comprueban sus efectos a largo plazo?

- **¿Cómo regular de forma éticamente aceptable nuevos procedimientos como la reprogramación celular o la edición del genoma?**

Hay que responder a estas preguntas no sólo científicamente, sino también **social y políticamente**. El objetivo debe ser entender el envejecimiento **no como un defecto**, sino como un **proceso natural pero controlable** - con el debido respeto a la dignidad de la persona que envejece.

La investigación internacional sobre el envejecimiento se encuentra en un punto de inflexión: ¿se **convertirá en un nuevo capítulo de la medicina basada en la evidencia o en un escenario para la exageración económica, medializada y tecnocrática?** La respuesta depende de la cultura de la investigación, la regulación, la educación y el debate público.

6 Conclusión - Repensar el envejecimiento

6.1 Entre progreso y ficción

6.1.1 La situación científica: una visión realista

La investigación sobre el envejecimiento ha avanzado de forma impresionante en las dos últimas décadas. En los años 90, el envejecimiento aún se consideraba en gran medida un proceso pasivo e irreversible, resultado de daños celulares aleatorios, un "declive" lento e imparable de las funciones corporales. Hoy lo sabemos: El envejecimiento **es un proceso biológicamente regulado, sistemáticamente orquestado, sobre el que se puede influir**. Puede acelerarse, ralentizarse e incluso invertirse parcialmente en determinadas condiciones.

Ahora tenemos:

- Hallazgos fiables sobre el papel de la **senescencia celular**, la **epigenética**, la **función mitocondrial**, las **vías de señalización** (por ejemplo, mTOR, AMPK, IGF-1) y **las interacciones entre sistemas** (por ejemplo, sistema inmunitario, microbioma, metabolismo).

- Primeras **intervenciones** experimentales que pueden influir de forma mensurable en los procesos de envejecimiento: restricción calórica, metformina, rapamicina, precursores de NAD+, sustancias senolíticas, etc.

- **herramientas de diagnóstico** como relojes epigenéticos, perfiles inflamatorios, datos biométricos en tiempo real

Sin embargo, muchas promesas sobre lo que actualmente es médicamente posible son **exageradas o especulativas**. No existe ningún método científicamente validado que haya demostrado prolongar significativamente la vida de personas sanas. Ralentizar los marcadores individuales del envejecimiento no significa automáticamente prolongar la vida, ni mucho menos rejuvenecer a nivel sistémico.

En resumen, **el progreso es real, pero a menudo se presenta a una escala que rivaliza con la ciencia ficción.**

6.1.2 La narrativa de la "inmortalidad" y su abuso

Paralelamente al progreso científico, se ha desarrollado **una exageración mediática y comercial** del discurso antienvejecimiento. Sigue una narrativa sencilla: el envejecimiento es una enfermedad. Y toda enfermedad tiene cura... en algún momento. Esta idea tiene un enorme atractivo cultural: alimenta esperanzas, promete autooptimización y cuestiona la muerte.

Crea una visión de una **vida técnicamente controlada y prolongable**, controlada por la ciencia, la tecnología y la disciplina individual.

Destacados representantes de este punto de vista hablan abiertamente del objetivo de la **inmortalidad biológica**. Lo propagan:

- **Transferencia digital de la conciencia ("mind uploading")**
- **Crioconservación** hasta la revitalización
- **Reprogramación epigenética para la eterna juventud celular**
- **Vivir más de 120 o incluso 150 años** es una opción realista.

Estas visiones no son fundamentalmente irracionales: muchas se basan en avances científicos reales, aunque muy tempranos. Sin embargo, se vuelven problemáticas cuando:

- médicamente excesivo,
- explotados comercialmente,
- éticamente no se refleja y
- se distribuyen de forma desigual en la sociedad.

Porque lo que se vende como progreso no siempre está al servicio de las personas, sino a menudo de los intereses del mercado. La longevidad se está convirtiendo en un bien de lujo que sólo los ricos pueden permitirse. La idea de "envejecer mejor" se convierte en **una competición**, un **símbolo de estatus**, con nuevas desigualdades sociales y conflictos éticos.

6.1.3 Lo que sabemos y lo que no sabemos

El estado actual de la ciencia permite algunas afirmaciones bien fundadas, pero también límites claros:

Lo que podemos decir con la conciencia tranquila:

- El envejecimiento puede verse influido biológicamente, por el comportamiento, la medicación o las condiciones ambientales.

- La duración de la salud puede prolongarse, tanto en humanos como en animales.
- Biomarcadores como los relojes epigenéticos ofrecen diagnósticos más precisos que la edad natural.
- Medidas como el ejercicio, el sueño, la nutrición, la integración social y la reducción del estrés no sólo tienen un efecto preventivo, sino que también pueden medirse a nivel celular.
- Existen sustancias prometedoras (por ejemplo, senolíticos, metformina, precursores de NAD+), pero su efecto aún debe investigarse exhaustivamente en humanos.

Lo que no sabemos - o sólo insuficientemente:

- Si es posible un auténtico "rejuvenecimiento", es decir, una inversión sistémica de los procesos biológicos de envejecimiento.
- Cómo de seguros y eficaces son los procedimientos de reprogramación a largo plazo.
- Si las terapias desarrolladas en la actualidad prolongan realmente la esperanza de vida en los seres humanos.

- En qué difiere el envejecimiento de una persona a otra y qué significa esto para las terapias.
- Los efectos indeseables a largo plazo de las intervenciones dirigidas al envejecimiento.
- Cómo tienen que adaptarse los sistemas sociales cuando el envejecimiento se entiende como una variable tratable.

La tarea de la investigación actual sobre el envejecimiento es, por tanto, **promover la diferenciación en lugar de la especulación**. Debe hacer transparente lo que está demostrado empíricamente y lo que (todavía) sigue siendo una visión. Y debe ser consciente de ello: **A mayores promesas, mayor responsabilidad.**

6.2 Consecuencias éticas, sociales y de política sanitaria

6.2.1 La cuestión de la justicia: ¿A quién beneficia una larga vida?

Uno de los problemas éticos centrales en el contexto de la investigación sobre la longevidad es: **¿quién tendrá acceso a las tecnologías y terapias que pueden influir de forma mensurable en el envejecimiento? Aunque el desarrollo científico avanza, ya existen enormes diferencias en el acceso a los procedimientos de diagnóstico, la prevención individualizada o las terapias innovadoras.

- **Obstáculos financieros**: Los costes de las pruebas epigenéticas de envejecimiento, los suplementos personalizados, los tratamientos con células madre o los retiros de longevidad son elevados, a veces varios miles de euros. Por regla general, no están cubiertos por el seguro médico obligatorio.

- **Desigualdad** geográfica: el acceso a tratamientos innovadores se concentra en determinadas regiones: Metrópolis como Boston, San Francisco, Zúrich, Singapur o Tokio. Gran parte de la población mundial sigue excluida.

- **Educación y conocimientos sanitarios**: Si quiere interpretar sus marcadores epigenéticos, interpretar los estudios y tomar decisiones bien fundamentadas sobre su estilo de vida, necesita un alto nivel de educación, algo que no se da por supuesto.

El peligro es que se establezca una **sociedad médica de dos niveles**: Un sector privilegiado de la sociedad optimiza su biología y vive más tiempo con buena salud, mientras que otros se ven afectados por las mismas enfermedades que han padecido durante generaciones.

De ello se deriva una obligación ética: los resultados de la investigación sobre el envejecimiento no sólo deben utilizarse con fines comerciales, sino que deben **servir a objetivos de salud pública**, distribuirse equitativamente y ser ampliamente accesibles. La longevidad no debe convertirse en un lujo.

6.2.2 Vivir más, pero ¿cómo? Significado, participación, calidad de vida

Aunque técnicamente se pueda alargar la vida, la pregunta sigue en el aire: **¿Qué significa vivir más?** ¿Y qué sentido tiene una vida larga si no va acompañada de autonomía, disfrute de la vida y participación social?

Consideraciones importantes en este contexto:

- **Prolongar la vida no equivale a calidad de vida**: una persona de 95 años que necesita cuidados vive más, pero no necesariamente mejor. La esperanza de vida es más importante que los años de vida.

- **La inclusión social es esencial**: los estudios demuestran que la soledad en la vejez aumenta el riesgo de muerte más que muchas enfermedades crónicas. Una larga vida en aislamiento no es deseable.

- **Sentido y propósito de la vida**: Muchas personas obtienen su sentido de la vida de la familia, el trabajo, la cultura, la religión o el compromiso. Estas estructuras deben crecer con la edad; de lo contrario, una vida prolongada se convierte en una carga.

También está la cuestión del **papel social de las personas mayores**: ¿Cómo es una vida plena más allá del trabajo remunerado? ¿Cómo puede fomentarse la participación social en la vejez en la educación, la cultura, el voluntariado o la política?

Por tanto, la medicina de la longevidad debe estar siempre **vinculada a las cuestiones de la cultura del envejecimiento**. No se trata sólo de mantener jóvenes las células del cuerpo, sino de apoyar a las personas de forma holística en sus últimos años: física, social y emocionalmente.

6.2.3 Regulación, educación y responsabilidad

El rápido avance de la investigación sobre el envejecimiento requiere urgentemente **unas directrices sociales y jurídicas claras**. Esto implica varias dimensiones:

- **Autorización y control de las terapias**: Muchos de los productos antienvejecimiento que se anuncian hoy en día eluden las estructuras reguladoras tradicionales, como los suplementos dietéticos o los diagnósticos personalizados de longevidad. **Se necesitan normas claras, requisitos de estudio y organismos de control** para proteger a los consumidores.

- **Evitar el marketing pseudocientífico**: las promesas médicas sin pruebas sólidas deben clasificarse legalmente como engañosas. El término "científicamente probado" necesita definiciones precisas.

- **Protección de datos y biometría**: quien ofrezca pruebas epigenéticas, análisis del microbioma o gemelos digitalizados debe cumplir normas estrictas de protección y soberanía de datos. Los datos sanitarios no deben convertirse en una **mercancía comercial** que se utilice sin control.

- **Información en los medios de comunicación y labor educativa:** el público debe aprender a diferenciar: ¿Qué es realista, qué es especulativo, qué es peligroso? Los medios de comunicación, las instituciones educativas y las organizaciones sanitarias deben proporcionar información fundamentada sobre el estado real de la medicina geriátrica, sin alarmismos ni euforias.

- **Responsabilidad de la ciencia:** los investigadores tienen el deber de comunicar sus hallazgos de forma responsable, evitar alimentar esperanzas poco realistas y resistirse a ser cooptados por intereses comerciales.

En resumen, la medicina de la longevidad no sólo necesita laboratorios, sino también **foros éticos, control democrático y diálogo social**. Sólo así evitaremos que el progreso médico se convierta en un riesgo social.

6.3 Una perspectiva realista: comprender el envejecimiento, no negarlo

6.3.1 El retorno a la realidad biológica

La historia del movimiento antienvejecimiento está llena de grandes promesas, profundas decepciones y esperanzas cíclicas. Hoy, en la era de los diagnósticos moleculares, las terapias personalizadas y los modelos de predicción basados en la inteligencia artificial, la medicina parece acercarse más que nunca al mito de la eterna juventud. Pero es precisamente en este momento cuando es importante mantener una **visión realista del envejecimiento**, desde el punto de vista biológico, médico y social.

El envejecimiento no es un fallo, un defecto o una enfermedad en el sentido clásico. Es **un principio evolutivo** profundamente arraigado en la genética, la fisiología y la biología celular de cada organismo. Sirve para regular los ciclos vitales, controlar la dinámica de las poblaciones y realizar las prioridades energéticas. El envejecimiento es una expresión de **complejidad, no de deficiencia**.

Por lo tanto, es necesario un enfoque moderno del envejecimiento con base científica:

- Aceptación de las **limitaciones biológicas de la** vida humana
- Comprender **las diferencias individuales** en el proceso de envejecimiento
- Centrarse en **la esperanza de vida** en lugar de simplemente alargarla
- Apertura a las innovaciones terapéuticas, pero con moderación y escepticismo basado en la evidencia.

El mayor avance no consiste en "vencer" al envejecimiento, sino en **comprenderlo y moldearlo de forma inteligente**, a nivel celular, médico, psicológico y social.

6.3.2 La responsabilidad de la medicina y de la sociedad

La medicina se encuentra al principio de un nuevo capítulo: en lugar de limitarse a tratar enfermedades, en el futuro también podrá influir en las bases biológicas del envejecimiento. Esto conlleva **nuevas responsabilidades** para los médicos, los investigadores, los responsables políticos y la sociedad en su conjunto.

- Los médicos deben aprender no sólo a hacer diagnósticos, sino también a **evaluar individualmente el envejecimiento biológico**, y a acompañar a las personas a lo largo de los años, también de forma preventiva y no sólo curativa.

- Los investigadores deben desarrollar métodos que **no sólo sean eficaces, sino también seguros, justos y sostenibles**, y no deben dejarse llevar por intereses mediáticos o comerciales.

- La política sanitaria debe adaptarse al hecho de que la prevención, el diagnóstico y las terapias ya no se organizan rígidamente en función de la enfermedad, sino que **están orientados al proceso**, son **multifactoriales** e **individuales**.

- Las sociedades deben aprender que el envejecimiento no es un déficit, sino una **parte inevitable, pero controlable, del desarrollo humano** que también debe configurarse cultural, social y existencialmente.

El reto es enorme: no se trata de si podemos abolir el envejecimiento, sino de **cómo queremos vivir con él** una vez que lo comprendamos mejor.

6.3.3 El envejecimiento como proceso, no como enemigo

Quizá el cambio de perspectiva más importante que puede iniciar la investigación sobre el envejecimiento sea la **desfamiliarización de la vejez**. El envejecimiento ya no debe verse como el "enemigo de la vida", sino como **un acompañante del proceso vital**, como una **realidad biológica** a la que podemos acercarnos con curiosidad, responsabilidad y deseo de crear.

La investigación puede y debe ayudar a descifrar los procesos de envejecimiento, aliviar el sufrimiento, prolongar la autonomía y mejorar la calidad de vida. Pero no debe caer presa de la ilusión -y no debe comercializar esta ilusión - de que una vida más larga es automáticamente mejor.

En su lugar, necesitamos una cultura del **envejecimiento competente**:

- Envejecer es un reto, no un defecto

- El envejecimiento como proceso de **maduración, cambio y reevaluación**
- El envejecimiento como parte del **autodiseño** biográfico: no a pesar de su finitud, sino a causa de ella

En este sentido, el mensaje más importante de la investigación moderna sobre el envejecimiento no es: "Podemos vivir para siempre". Sino: "**Podemos envejecer mejor, si por fin nos lo tomamos en serio**".

7. observaciones finales

Al final de este viaje a través de la biología celular, la epigenética, la tecnología, la ética y las visiones sociales hay una constatación que es mayor que cualquier terapia o descubrimiento aislado: **estamos en el umbral de una nueva era en la comprensión del envejecimiento**.

Nunca antes la humanidad había sabido tanto sobre las bases biológicas del envejecimiento. Nunca antes se había dispuesto de tantas herramientas de diagnóstico, enfoques preventivos y opciones terapéuticas para entender el envejecimiento, no como un defecto, sino como un proceso dinámico sobre el que se puede influir. El enfoque científico del envejecimiento es hoy **más preciso, interdisciplinario y humano** que nunca.

Al mismo tiempo, sabemos que El envejecimiento no es sólo una cuestión de moléculas y vías de señalización. Es también una cuestión de **dignidad, experiencia, adaptación y significado**. El envejecimiento no sólo se produce en el cuerpo, sino también en las biografías, las relaciones y las sociedades.

Este libro no pretende dar respuestas sencillas. **Pretendía orientar sobre cómo** diferenciar entre mito y ciencia, entre mercado y medicina, entre optimismo y realismo. Y debería dejarlo claro: El verdadero reto **no consiste en vencer al envejecimiento, sino en afrontarlo de forma competente, responsable y digna.**

La medicina de la longevidad no es una exageración, sino un prometedor cambio de paradigma médico. Sin embargo, sólo hará realidad su potencial si **no se deja llevar por la lógica del mercado o la euforia tecnológica.** Debe hacerlo:

- se basan en sólidos conocimientos científicos,
- ser transparentes, justos y accesibles,
- tener en cuenta el cuadro completo: la persona, no sólo sus biomarcadores.

La medicina geriátrica moderna no es medicina mecánica. Es **un apoyo responsable a la vida.** Refuerza la autonomía, prolonga la independencia, protege contra el sufrimiento innecesario y proporciona espacio para la maduración. Reconoce que el envejecimiento también alberga potencial : Para un cambio de perspectiva, para la reflexión, para la transmisión de experiencias y para una nueva forma de fortaleza, más allá de la juventud.

El objetivo no debe ser mantener un "cuerpo perfecto" hasta los 120 años. El objetivo debería ser **llevar una vida autodeterminada, sana y plena durante el mayor tiempo posible**, con la opción de **acompañar y modelar** el proceso natural de envejecimiento de **manera informada**.

Si queremos replantearnos el envejecimiento, necesitamos algo más que progreso: también necesitamos **madurez, moderación, ilustración y humanidad**.

Envejecer no es lo contrario de la juventud. **Es su continuación de una forma diferente**. No es un declive, sino una transformación. No es un defecto, sino un ritmo de vida. Una deconstrucción rítmica, sí. Pero también una acumulación de profundidad, experiencia y, a menudo, libertad interior.

Este libro es una invitación a **dejar de** ver el envejecimiento **como un accidente biológico o un defecto cultural**. Por el contrario, es algo que puede **comprenderse, modelarse y apreciarse**: científicamente sólido, críticamente acompañado, humanamente sensible.

Si somos capaces de desmontar las ilusiones antienvejecimiento sin rechazar el progreso - si entendemos el envejecimiento como un proceso natural sin aceptarlo pasivamente - y si aprendemos a abordar las nuevas posibilidades médicas con sensatez y equidad, habremos ganado mucho como sociedad.

No unos años más. Sino **una nueva relación con la vida misma**.

Glosario - Términos clave por capítulo

Capítulo 2 - Cómo se produce el envejecimiento: Biología de un fenómeno universal

- **Senescencia celular**
  Condición en la que las células dejan de dividirse pero no mueren: favorecen la inflamación y el envejecimiento de los tejidos.
  → Véase el capítulo 2.2

- **Telómeros**
  Capuchones protectores en los extremos de los cromosomas que se acortan con cada división celular y se consideran marcadores de la edad celular.
  → Véase el capítulo 2.3

- **Estrés oxidativo**
  Estado en el que las especies reactivas del oxígeno dañan los componentes celulares. Se considera un factor central del envejecimiento.
  → Véase el capítulo 2.4

- **Mitocondrias**
  Orgánulos celulares para la producción de energía; su disfunción desempeña un papel central en los procesos relacionados con el envejecimiento.
  → Véase el capítulo 2.4

Capítulo 3 - El estado de la ciencia: lo que realmente sabemos

- **Epigenética**
  Ciencia que modifica las funciones de los genes sin cambiar la secuencia del ADN, por ejemplo mediante la metilación.
  → Véase el capítulo 3.2

- **Reprogramación**
  Conversión de células corporales maduras en un estado más joven o pluripotente mediante intervenciones epigenéticas selectivas.
  → Véase el capítulo 3.2

- **Células madre**
  Células indiferenciadas que se desarrollan en diferentes tipos celulares y pueden utilizarse para la regeneración de tejidos.
  → Véase el capítulo 3.3

- **Senolíticos**
  Sustancias activas que eliminan específicamente las células senescentes y reducen así los daños relacionados con la edad.
  → Véase el capítulo 3.5

- **Autofagia**
  Proceso de limpieza celular en el que se descomponen los componentes celulares dañados; favorece la salud celular.
  → Véase el capítulo 3.5

Capítulo 4 - La industria del antienvejecimiento: deseo, mercado y realidad

- **Biohacking**
  Autoexperimentos para la autooptimización biológica, a menudo sin una base científica sólida.
  → Véase el capítulo 4.1

- **Mercado de la longevidad**
  Industria centrada en productos antienvejecimiento, diagnósticos, suplementos nutricionales y ofertas de estilo de vida para prolongar la vida.
  → Véase el capítulo 4.1

- **Pseudociencia**
  Afirmaciones o métodos que parecen científicos pero no resisten las pruebas empíricas.
  → Véase el capítulo 4.2

- **Esperanza de salud**
  Periodo de la vida de una persona durante el cual vive libre de enfermedades crónicas o limitaciones funcionales.
  → Véase el capítulo 4.3

Capítulo 5 - El futuro de la investigación sobre el envejecimiento

- **Medicina de la longevidad**
  Nueva especialidad médica para prolongar la duración de la salud mediante el diagnóstico, la prevención y el

tratamiento de los procesos relacionados con la edad.
→ Véase el capítulo 5.1

- **Inteligencia artificial (IA)**
  Software que reconoce patrones a partir de grandes cantidades de datos, hace predicciones y sugiere tratamientos.
  → Véase el capítulo 5.2

- **Gemelos digitales**
  Modelos virtuales de procesos biológicos individuales que pueden utilizarse para simular efectos terapéuticos y predecir riesgos.
  → Véase el capítulo 5.2

- **Organoides**
  Réplicas miniaturizadas de órganos humanos cultivados a partir de células madre para la investigación y el ensayo de fármacos.
  → Véase el capítulo 5.2

- **Sustancias senomórficas**
  Sustancias activas que no eliminan las células senescentes, sino que regulan su actividad nociva.
  → Véase el capítulo 5.2

Capítulo 6 - Conclusión: repensar el envejecimiento

- **Diagnóstico de la edad biológica**
  Método para determinar la edad biológica (no calendárica) utilizando parámetros epigenéticos, metabólicos y

funcionales.
→ Véase el capítulo 6.1

- **Prolongación de la vida frente a calidad de vida**
Distinción entre la mera ganancia de años de vida y el bienestar subjetivo y funcional en la vejez.
→ Véase el capítulo 6.2

- **Equidad de acceso**
Concepto destinado a hacer accesibles las innovaciones médicas a todos los sectores de la población.
→ Véase el capítulo 6.2

- **Envejecimiento competente**
Cultura de manejo consciente, activo y autodeterminado de los retos y oportunidades de la vejez.
→ Véase el capítulo 6.3

Bibliografía

Austad, S. N. (2019). *El zoo de Matusalén: Lo que la naturaleza puede enseñarnos sobre vivir más tiempo y con más salud*. MIT Press.

Barzilai, N., Crandall, J. P., Kritchevsky, S. B., & Espeland, M. A. (2016). La metformina como herramienta para combatir el envejecimiento. *Cell Metabolism, 23*(6), 1060-1065. https://doi.org/10.1016/j.cmet.2016.05.011

Blagosklonny, M. V. (2013). El envejecimiento no está programado: El pseudoprograma genético es una sombra del desarrollo. *Aging, 5*(8), 653-661. https://doi.org/10.18632/aging.100591

Campisi, J., & d'Adda di Fagagna, F. (2007). Cellular senescence: When bad things happen to good cells. *Nature Reviews Molecular Cell Biology, 8*(9), 729-740. https://doi.org/10.1038/nrm2233

Church, G. M., Regis, E. y Kosinski, L. (2014). *Regénesis: Cómo la biología sintética reinventará la naturaleza y a nosotros mismos*. Basic Books.

Cohen, A. A. (2016). Dinámica de sistemas complejos en el envejecimiento: Nuevas evidencias, preguntas continuas. *Biogerontology, 17*(1), 205-220. https://doi.org/10.1007/s10522-015-9584-x

Fahy, G. M., Brooke, R. T., Watson, J. P., Good, Z., Vasanawala, S. S., Maecker, H., ... Horvath, S. (2019). Reversión del envejecimiento epigenético y tendencias inmunosenescentes en humanos. *Aging Cell, 18*(6), e13028. https://doi.org/10.1111/acel.13028

Fontana, L., & Kennedy, B. K. (2021). Promoting health and longevity through diet: From model organisms to humans. *Cell, 184*(6), 1539-1555. https://doi.org/10.1016/j.cell.2021.02.019

Gladyshev, V. N. (2021). El punto cero de la vida y el envejecimiento del organismo. *Trends in Molecular Medicine, 27*(1), 11-19. https://doi.org/10.1016/j.molmed.2020.10.002

Horvath, S. (2013). Edad de metilación del ADN de los tejidos humanos y tipos de células. *Genome Biology, 14*, R115. https://doi.org/10.1186/gb-2013-14-10-r115

Kennedy, B. K., Berger, S. L., Brunet, A., Campisi, J., Cuervo, A. M., Epel, E. S., ... Rando, T. A. (2014). Geroscience: Linking aging to chronic disease. *Cell, 159*(4), 709-713. https://doi.org/10.1016/j.cell.2014.10.039

Kirkland, J. L., Tchkonia, T., Zhu, Y., Niedernhofer, L. J., & Robbins, P. D. (2017). El potencial clínico de los fármacos senolíticos. *Journal of the American Geriatrics Society, 65*(10), 2297-2301. https://doi.org/10.1111/jgs.14969

López-Otín, C., Blasco, M. A., Partridge, L., Serrano, M., & Kroemer, G. (2013). Las señas de identidad del envejecimiento. *Cell, 153*(6), 1194-1217. https://doi.org/10.1016/j.cell.2013.05.039

Mattson, M. P., Longo, V. D., & Harvie, M. (2017). Impacto del ayuno intermitente en los procesos de salud y enfermedad. *Ageing Research Reviews, 39*, 46-58. https://doi.org/10.1016/j.arr.2016.10.005

Miller, R. A. (2001). Biomarcadores del envejecimiento: Predicción de la edad biológica y la esperanza de vida. *The Journals of Gerontology: Series A, 56*(6), B301-B309. https://doi.org/10.1093/gerona/56.6.B301

Moskalev, A. A., Aliper, A. M., Smit-McBride, Z., Buzdin, A., Zhavoronkov, A. (2016). Genética y epigenética del envejecimiento y la longevidad. *Cell Cycle, 15*(11), 1390-1402. https://doi.org/10.1080/15384101.2016.1152433

Niedernhofer, L. J., Kirkland, J. L., & Ladiges, W. (2017). Puntos finales de patología molecular útiles para estudios de envejecimiento. *Ageing Research Reviews, 35*, 241-249. https://doi.org/10.1016/j.arr.2016.10.003

Partridge, L., Deelen, J., & Slagboom, P. E. (2018). Afrontando los retos globales del envejecimiento. *Nature, 561*(7721), 45-56. https://doi.org/10.1038/s41586-018-0457-8

Rando, T. A., & Wyss-Coray, T. (2021). Envejecimiento asíncrono, contagioso y digital. *Nature Aging, 1*, 29-35. https://doi.org/10.1038/s43587-020-00008-w

Schäfer, M. (2022). *Vivir una larga vida: Estrategias médicas contra el envejecimiento*. C. H. Beck.

Sinclair, D., y LaPlante, M. (2019). *Lifespan: Por qué envejecemos-y por qué no tenemos que hacerlo*. Atria Books.

Snyder, M. P., Chen, R., & Menon, V. (2019). Perfiles ómicos personales: Una herramienta para la medicina de precisión. *Cell, 157*(1), 241-250. https://doi.org/10.1016/j.cell.2014.02.018

Tchkonia, T., Zhu, Y., van Deursen, J., Campisi, J., & Kirkland, J. L. (2013). Senescencia celular y el fenotipo secretor senescente: Oportunidades terapéuticas. *The Journal of Clinical Investigation, 123*(3), 966-972. https://doi.org/10.1172/JCI64098

Turner, N. J., & Badylak, S. F. (2013). Regeneración a partir de células madre adultas endógenas: Avances, retos y direcciones futuras. *JAMA Surgery, 148*(3), 279-284. https://doi.org/10.1001/jamasurg.2013.209

Resumen tabular: Productos antiedad modernos de renombre y sus principios activos

A continuación se enumeran los agentes e intervenciones antienvejecimiento más importantes que se están investigando seriamente en la actualidad. La tabla contiene la medida respectiva, el presunto mecanismo biológico de acción y una evaluación de las pruebas clínicas en seres humanos:

Remedio / Terapia	Principio activo / mecanismo	Base empírica (personas)
Metformina	Activación de la AMPK, disminución del azúcar en sangre y del IGF-1	Alta (especialmente en diabéticos)
Rapamicina (Sirolimus)	inhibición de mTOR, retraso del envejecimiento celular	Medio - ensayos clínicos en curso
precursores de NAD^+ (por ejemplo, NMN, NR)	Fomento de la función mitocondrial, reparación del ADN	Agente - estudios iniciales prometedores
Senolíticos (por ejemplo, dasatinib + quercetina)	Eliminación de células senescentes	Limitado - actualmente principalmente modelos animales

Remedio / Terapia	Principio activo / mecanismo	Base empírica (personas)
Restricción calórica / ayuno intermitente	Inhibición de mTOR, fomento de la autofagia	Alta - bien documentada epidemiológica y experimentalmente
Espermidina	Inducción de la autofagia, purificación celular	Agente - primeros estudios controlados disponibles
Resveratrol	Activación de la sirtuina, efecto antioxidante	Baja - datos sólidos sobre animales
Ejercicio físico (resistencia, fuerza)	Mejora de la biogénesis mitocondrial, resistencia al estrés	Alta - bien documentada por estudios
Melatonina (para la cronorregulación)	Estabilización del ritmo circadiano, efecto antioxidante	Remedio - especialmente para el sueño y la función inmunitaria
Vitamina D + ácidos grasos omega-3 (combinación)	Inmunomodulador, antiinflamatorio, cardioprotector	Agentes - bien estudiados en adultos mayores

Esta panorámica deja clara que ya existen **varias intervenciones científicamente probadas** que pueden retrasar el envejecimiento o al menos prolongar la duración de la salud. Al mismo tiempo, está claro que no todos los enfoques prometedores están listos para una aplicación clínica generalizada.

***